명상에서 수행으로
나는 아직도 **명상**이 어렵다

나는 아직도 명상이 어렵다

초판 1쇄 발행 2017년 12월 18일
2쇄 발행 2018년 7월 24일

지은이 각운(Empty Mind)
펴낸이 장길수
펴낸곳 지식과감성#
출판등록 제2012-000081호

디자인 최예슬
편집 이현, 이다래
교정 정혜나
마케팅 고은빛

주소 서울시 금천구 벚꽃로 298 대륭포스트타워6차 1212호
전화 070-4651-3730~4
팩스 070-4325-7006
이메일 ksbookup@naver.com
홈페이지 www.knsbookup.com

ISBN 979-11-5961-942-7(03510)
값 12,000원

ⓒ 각운(Empty Mind) 2018 Printed in Korea

잘못된 책은 구입하신 곳에서 바꾸어 드립니다.
이 책의 전부 또는 일부 내용을 재사용하려면 사전에 저작권자와 펴낸곳의 동의를 받아야 합니다.

이 도서의 국립중앙도서관 출판예정도서목록(CIP)은 서지정보유통지원시스템
홈페이지(http://seoji.nl.go.kr)와 국가자료공동목록시스템(http://www.nl.go.kr/kolisnet)에서
이용하실 수 있습니다. (CIP제어번호 : CIP2017033440)

 홈페이지 바로가기

명상

| 목차 |

머리말 6

제1장 명상을 위한 준비 ——————————— 7

　제1화 | 이퀼리브리엄 8
　제2화 | 내면으로 가는 무전여행 12
　제3화 | 한 걸음 더 들어서기 16
　제4화 | 마음과 생각 19
　제5화 | 화살에 박힌 상처 입은 짐승 23
　제6화 | 생시, 꿈 그리고 깊은 잠 26

제2장 명상의 흐름에 들기 ——————————— 29

　제7화 | 명상에 들어가기 30
　제8화 | 명상시 좌법, 가부좌와 아사나 33
　제9화 | 명상시 손모양, 수인과 무드라 36
　제10화 | 명상시 눈과 입의 모양 40
　제11화 | 호흡 명상의 기본원칙 44
　제12화 | 생각과 감정 48
　제13화 | 무엇을 명상하는가? 51
　제14화 | 원습 타파와 자아 소멸 54
　제15화 | 명상 시 피해야 할 마음가짐 58
　제16화 | 상기병과 주화입마 61
　제17화 | 기순환 호흡의 원리 68
　제18화 | 좌선 그리고 동선 72
　제19화 | 오개, 명상의 다섯 가지 장애 77

제3장 기(氣)와 쿤달리니 ——————————— 81

　제20화 | 기(氣)와 쿤달리니 82
　제21화 | 쿤달리니와 차크라 87
　제22화 | 차크라 징후의 본질 92

제23화 | 쿤달리니 수행의 비밀 99
제24화 | 유체이탈, 쿤달리니 그리고 출전 104
제25화 | 루시, 쿤달리니의 영화적 상상 107

제4장 명상에서 수행으로 ——————————— 113

제26화 | 명상의 한계 114
제27화 | 명상, 일상 속에 녹아들어야 117
제28화 | 일상 속 수행, 알아챙김 120
제29화 | 일상 속 수행, 화 다스리기 123
제30화 | 일상 속 수행, 걱정과 불안 126
제31화 | 일상 속 수행, 곤경을 받아들이기 128
제32화 | 일상 속 수행, 세상이 그대를 131
제33화 | 일상 속 수행, 마음의 적 135
제34화 | 일상 속 수행, 지금 이 순간 138
제35화 | 거스를 수 없는 흐름에 들기 142
제36화 | 붓다 가르침의 핵심 146
제37화 | 12연기, 그 미묘함의 이해 150
제38화 | 무엇이 윤회하는가? 155

제5장 물질과 마음의 통합 ——————————— 159

제39화 | 양자역학이 본 세상은 거대한 환영? 160
제40화 | 물질과 마음의 통합 165
제41화 | 우리가 사는 세상은 분별망상? 168
제42화 | 객관적 실체와 주관적 인식 173
제43화 | 태양의 공전, 우주의 본질 178

제6장 이 세상도 저 세상도 ——————————— 183

제44화 | 길을 잃고, 다시 명상으로 184
제45화 | 물고기가 사는 불이성의 세상 188
제46화 | 건너편 기슭, 피안 192
제47화 | 희망이 아닌 이해를 줄 뿐 196

추천의 글 199   /   작가의 말 202

머리말

숫타니파타 '자애의 경' 中에서…

살아있는 것들은 모두 행복하여라.
평안하고, 편안하여라.
어떤 살아있는 존재들이건,
동물이거나 식물이거나,
크거나 작거나,
보이는 것이나 보이지 않는 것이나,
멀리 있거나 가까이 있거나,
태어난 것이나 태어날 것이거나,

존재하는 모든 것들은
부디 행복하여라.

제1장
명상을 위한 준비

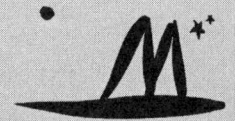

제1화
이퀄리브리엄

　이퀄리브리엄(Equilibrium)은 2002년 커트 위머(Kurt Wimmer)가 감독을 했고, 크리스천 베일이 주연을 맡아 제작된 SF 영화로 우리나라에서는 2003년 10월에 개봉했던 영화입니다. 크게 흥행하지는 못했지만, 저예산 영화 임에도 꽤 높은 완성도와 신선한 건 카타(Gun Kata) 액션이 관심을 끌면서 꽤 두터운 마니아 팬층을 형성하였습니다. 저도 군더더기 없는 명료한 줄거리, 깔끔한 액션 그리고 크리스천 베일의 연기를 좋아하는 영화 중 하나입니다.
　줄거리는 간단합니다. 리브리아(Libria)라는 미래 가상 도시의 지배 집단은 인간의 감정을 금기시하고 통제하며 사회 질서를 유지하고 있으며, 클레릭(Cleric)이라는 비밀경찰 조직을 이용해 감정을 회복하려는 무리들을 색출하여 처단하고 있습니다. 주인공이자 비밀경찰인 존 프레스턴은 반란 집단을 쫓는 과정에서 금지된 '인간적 감정'을 느끼는 계기가 마련되면서 점차 감정을 되찾고 변화해 나간다는 내용입니다. 여기까지는 영화를 본 사람은 다 아는 내용입니다. 제가 이 영화에 특히 관심을 가지는 부분은 바로 '인간의 감정'이 통제된 '이퀄리브리엄'에 관한 것입니다.

영화의 제목인 이퀄리브리엄(equilibrium)의 뜻을 살펴보면, 이는 '마음의 평정, 균형'이라는 의미를 가지고 있는데, 영화 전반에 흐르는 전체주의적 사회 분위기에 대한 비판적 묘사와 함께 '인간의 감정이 절제되어 이룬 평정의 상태'를 표현하고 있습니다.

그런데 이 평정의 상태라는 것이 인간의 자의적 노력이나 선택으로 이루어진 것이 아니라, 지배집단에서 공급한 프로지움(Prozium)이라는 약물을 통해 강제적으로 감정의 발생을 억제하여 만들어진 상태입니다.

리브리아의 지배 계층은 '인간의 감정'을 불필요한 '악'으로 규정하여 약물을 통해 이를 억제하도록 만들어 철저히 사회를 통제합니다. 음악, 미술, 문학과 관련된 감정을 유발하는 불량한 물체를 소지한 이들은 즉각 체포되어 제거당하고 맙니다. 이렇듯 감정을 거세당한 인간들 중에서 일부는 약물의 통제에서 벗어나 자신들의 감정을 누릴(?) 자유를 되찾기 위해 지배집단에 저항합니다.

저는 감정을 되찾기 위해 싸우는 사람들의 이야기 속에서, 감성을 내려놓기 위해 명상하고 수행하는 사람들의 모습이 오버랩되면서, 영화를 보는 내내 묘한 아이러니에 휩싸였습니다.

수행자들에게 있어서 '감정'이란 대체 무엇입니까? 물질과 대상이 육촉(六觸)[1]과 만나, 자극을 받아들이고, 싫고 좋은 반응이 생겨나고, 그 반응이 축적되면서 애욕과 집착이 형성되는 과정의 필연적 부산물입니다. 하여 수행자에게 있어서 감정이란 모든 번뇌망상의 출발점이 되는 것이기에,

---

1. 안이비설신(眼耳鼻舌身意): 여섯 가지 감각이 명색의 대상을 만나는 것

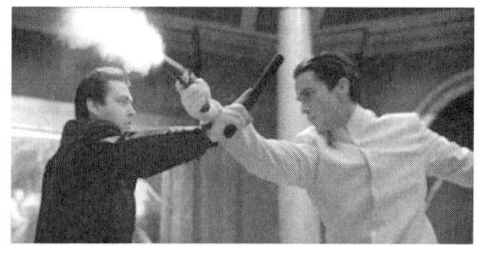
그 본질을 알아차리고 분별의 마음을 없애고 집착을 내려놓기 위해 단속해야 할 대상인 것입니다.

그런데 리브리아에서 감정을 거세당한 사람들은 '감정은 인간이 누려야 할 권리이자 자유'라고 외치며 목숨을 걸고 싸웁니다. 한마디로 '나의 자아는 소중하다'고 외치는 절절한 감성적 호소에 대부분의 관객들은 자연스럽게 감정이 이입되어 고개를 끄덕입니다.

"맞아, 나의 감정은 소중해. 누구도 막을 수 없어."

이토록 소중하다고 외치는 감정을, 스스로 내려놓겠다며 힘난한 수행을 선택한 사람들은 대체 뭘까요?

물론 영화 속에서 강제로 감정이 거세된 세상에 사는 것과, 스스로의 필요와 선택에 의해 감정을 내려놓고자 하는 것은 분명한 차이가 있습니다. 하지만 어떤 경우이든지 둘 다 '감정이 모든 문제의 근원'이라는 공통의 인식이 자리 잡고 있습니다.

그럼에도 불구하고 우리의 삶을 아름답고 기쁘게 때론 슬프고 힘들게 만들기도 하는 인간의 감정은 존중되어야 하며, 이를 선택하고 누릴 권리와 자유도 우리 자신에게 있는 것입니다. 그것이 진정한 인간다움이라고 영화는 강변합니다.

인간의 감정에 대한 지극한 애착은 '자아에 대한 집착'에 불과합니다. 그만큼 '자아'에 대한 집착을 털어내고, 신수심법(身受心法)에 대한 알아차림을 유지하면서 세상에 대한 욕심과 싫어함을 내려놓고 머무는 것이 얼마나 어려운지를 보여주는 것입니다.

뒤집어 보면, 이 영화는 지금 이 순간에도 우리 내면에서 벌어지고 있는, '자아와 사띠[2] 간의 처절한 전투(?)'를 역설적으로 표현한 것은 아닌가 하고, 혼자만의 해석을 내려봅니다.

그리고 마음 다스림이 정말 힘들 때면, 혼자 말로 중얼거려 봅니다. 단박에 감정의 문을 걸어 잠글 수 있는,

"프로지움 같은 약 어디 없나요?"

---

2. 사띠(sati, 念): 주의를 기울여 알아차리고 분명한 앎을 유지하는 것

제2화
내면으로 가는 무전여행

　명상은 대체 왜 하게 되는 것일까요? 드물게는 전생에 이미 수행에 큰 진전을 이루어 현생에서 존재에 대한 질문에 바로 다가서는 이도 있을 것입니다. 그러나 대부분의 범부 중생은 마음속 온갖 번뇌 망상과 삶의 고난이 힘겨워 어떻게 하면 벗어날 수 있을지에 대한 고민이 그 출발점이 될 것입니다. 저 역시 마찬가지였으니까요. 한 마디로 '사는 게 너무 고달프고 힘들어서…' 시작하게 되는 것입니다.
　그러니 역설적으로 삶이 즐겁고 순탄하신 분이라면 굳이 명상과 수행이 필요가 없는 것입니다. 그런 분들에게 수행을 강권하는 것은 부질없는 오지랖일 따름입니다. 그저 긍정적이고 즐겁게 사시도록 방해하지 않는 것이 맞습니다.
　이와 같이 명상과 수행은 그것을 간절히 찾게 만드는 '동기'가 필요합니다.
　명상(Meditation)의 사전적 의미를 살펴보면, 모든 생각과 의식의 기초가 되는 내면 의식으로 마음을 몰입시켜 내면의 자아를 발견하거나 정신적인 각성에 이르기 위한 정신집중 수행 또는 수련법이라 정의되어 있습니다.

서양 종교보다는 힌두교, 불교, 도교와 같은 동양 종교에서 수행법으로 널리 채택되어 왔는데, 힌두교에서 요가와 함께 다양한 명상법들이 유래되었습니다. 불교로 전승되어서는 대승 선종의 화두 참선(話頭參禪), 남방 불교의 위빠사나(vipassanā) 명상, 티벳 밀교의 탄트라(tantra) 명상 등으로 발전하여 왔으며, 도교에서는 도(道)와 진인(眞人)의 세계로 들어서기 위한 선도 명상과 단전 호흡으로 맥을 이어오고 있습니다.

어떠한 전통이나 종교에 의해 전승되었든 관계없이, 명상은 긴장과 잡념에 시달리는 현실세계로부터 의식을 분리하여 그 마음을 자신의 내적인 세계로 향하게 한다는 것에서는 기본적인 취지와 방법은 유사하다고 볼 수 있습니다. 즉 항상 외부의 대상에 집착하고 그로 인해 지쳐 있는 의식을 안으로 돌려 마음을 정화시켜 심리적인 안정을 이루게 하고 육체적으로도 휴식을 주어 몸의 건강까지 회복할 수 있게 한다는 것입니다.

그래서 명상은 종교적인 영성 활동뿐만 아니라 스트레스 관리, 습관 교정, 학습력 증진, 경기력 향상은 물론 약물중독 및 심리치료와 같은 치료 수단으로까지 광범위하게 활용되고 있습니다.

과학적으로도 명상의 효과는 단순히 심리적인 착각이나 자기 최면 같은 것이 아니라 실질적으로 뇌를 정화하고 육신을 편안히 하여 심신의 균형을 찾는 효과를 낸다는 것이 입증되어 있습니다. 뇌의 활동은 기본적으로 신경세포들이 품어내는 전기적 펄스들인 뇌파(EEG)[3]의 전기적 활동입니다. 명상을 하게 되면 뇌에 자극이 가해지고 뇌파에 변화가 일어나게 됩니다.

뇌파는 델타(δ)파, 세타(θ)파, 알파(α)파, 베타(β)파 및 감마(γ)파 다섯 가

---

3. 뇌파(EEG: Electroencephalogram)의 약자

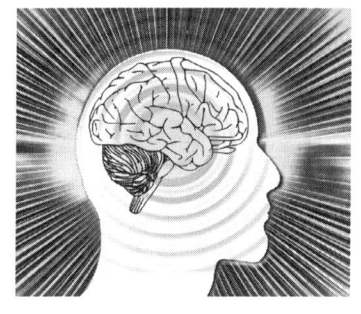
지 유형이 있는데 과학자들은 뇌파의 변화를 통해 마음의 상태와 변화를 해석할 수 있다고 설명합니다. 우리가 눈을 뜨고 생각하고 활동하는 동안 주로 나타나는 뇌파가 베타파와 감마파입니다. 특히 생각이 많거나 걱정과 불안감에 시달릴 때 베타파가 두드러져 심리적 긴장과 스트레스가 증대됩니다.

 반면에 명상하는 동안에 방출되는 뇌파는 세타파입니다. 세타파는 어떤 통찰이나 직관적 깨달음이 일어날 때 주로 나타나는 뇌파 현상이라고 밝혀져 있습니다. 오랫동안 명상을 수행한 사람은 명상을 하거나 심지어 일상 속에서도 세타파를 유지할 수 있다고 합니다. 일반인들도 어려운 문제에 시달리고 있다가 어떤 통찰이나 창의적인 생각으로 해결책이 발견되는 순간, 혹은 운동 경기에서 대기록을 수립한 선수들이 무념무상의 상태에서 고통이나 실패에 대한 공포감 등을 극복하고 최고의 경기 결과를 냈을 때 세타파를 경험한다고 합니다.

 심리적 이완과 안정은 물론 두뇌의 인지기능을 높여 통찰력을 열어주고 신체적 실행능력도 탁월하게 발휘할 수 있도록 만들어 주는 이 훌륭한 세타파를 만들어 낼 수 있는 것이 바로 명상입니다. 더구나 그 상태를 인위적으로 만들어 내고 지속시킬 수 있다고 하니 이보다 더 좋은 것이 어디 있겠습니까?

 이처럼 과학적으로도 증명된 명상의 효과. 굳이 종교적인 연관성이 없더라도 충분히 시도해 볼 만한 가치가 있는 것입니다. 게다가 금전적인 부담도 전혀 없습니다. 언제 어디서든 조용히 앉아서 숨 쉴 수 있는 장소만 있다면 지금 당장이라도 시작할 수 있는 내면으로의 무전여행인 것입니다.

살아가는 하루하루가 힘들고, 하는 일마다 왜 이렇게 안 풀리는지, 하루에도 수백 번 변덕을 부리는 마음이 고달파 절에도 가보고 교회에도 가보고 심지어 점집도 기웃거려 보셨나요?

답은 멀리 있지 않습니다. 바로 여러분 안에 있습니다.

제3화
한 걸음 더 들어서기

    명상은 종교가 무엇이든, 사회적으로 어떠한 상황에 처해있든, 당신이 누구이든 상관없이 마음만 먹으면 언제라도 스스로 들어설 수 있는 마음 수행의 길입니다. 그리고 다양한 종교와 수행 전통을 통하여 수천 년에 걸쳐 많은 방법들이 개발되고 검증되고 체계화되면서 전승되어 왔습니다.

    현대에 와서는 서구의 과학과 접목되면서 그 효과가 과학적으로도 증명이 되고 있습니다. 하버드대 의대 크리스토퍼 거머(Christopher Germer) 교수에 따르면 마음챙김(mindfulness)이라는 불교의 명상 수행법은 미국에서 심리치료가의 40% 이상이 이 명상법을 쓰고 있을 정도로 심리치료에 널리 확산돼 있으며[4], 미국에서는 매년 1,200여 편의 명상 관련 논문이 심리학이나 의학 학술지에 발표되고 있다고 합니다.

    동양의 종교적 전통에서 시작되었지만 서구로 전파되어, 과학적 연구가 더해지면서 이제 명상은 세계인의 마음 수양을 위한 주요한 도구로 자리

---

4. 크리스토퍼 거머의 저서 《마음챙김과 심리치료》 제1부 내용 참조 정리

잡은 것입니다.

　게다가 인터넷이라는 매체를 만나 정보의 공유가 수월해지면서 그 저변을 폭발적으로 넓혀 나가고 있습니다. 보편화와 대중화는 한편으로는 반가운 일이지만, 한편으로는 필연적으로 여러 문제점들을 함께 만들어내고 있습니다. 그 밑바닥에는 명상을 수행의 방편으로 이해하는 것이 아니라 단순히 스트레스 해소나 치료의 테크닉으로서 접근하는 서구적인 시도가 지닌 한계, 일부에서는 상업적인 돈벌이의 수단으로 이용하는 시도가 겹치면서 여러 가지 부작용들을 만들어 내고 있습니다. 그중에서 개인적으로 가장 우려하는 것이 잘못된 수행법의 적용에 따른 심신의 부작용 초래입니다. 이는 단순히 한 개인의 삶을 피폐하게 만들 뿐만 아니라, 명상에 대한 잘못된 편견을 만들어 내고 이를 확산시킬 수 있기에 사뭇 심각한 것입니다.

　해서 부족하지만 여러 구루들의 가르침에 근간하여 제 개인의 수행 체험을 보태어 안전하고 올바른 수행의 방법을 여러분들께 공유 드리게 된 것입니다.

　명상은 과학적으로도 그 효과가 검증된 것이기에 그 자체로도 훌륭한 마인드 컨트롤의 도구가 됩니다. 또한, 요가와 함께 수행하시면 신체의 균형까지 회복할 수 있기에 훌륭한 심신의 단련 수단이 될 수 있습니다. 하지만 마음의 내밀한 본성을 깨닫기 위해 도입된 명상의 근본 취지를 돌이켜 보면, 수련이 일정 수준에 도달하게 되면 결국 그것만으로는 넘어설 수 없는 어떤 한계에 봉착할 수밖에 없게 됩니다.

　가장 먼저 만나는 한계는, 명상의 효과가 일상의 삶을 바꾸지 못하는 것에 대한 회의감일 것입니다. 명상에서 고요한 마음의 평화와 안정을 얻었지만, 명상에서 깨어나 현실로 돌아오면 그 고요했던 마음은 온데간데없이 사라지고 세파에 시달려 마음은 다시 궁핍해져 버립니다. 이런 현상이 반복되면 명상에 대한 피로감이 누적되고 효과에 대한 회의감도 커지게 됩니다. 명상을 조금 시도하다가 얼마 가지 않아서 중단하시는 분들이 대체로 여기에 해당합니다.

이 단계를 다행히 잘 넘기고 명상이 일정 수준에 이른 분들은 또 다른 문제에 봉착하게 됩니다. 명상이 안정에 이르게 되면 미처 과학이 밝혀내지 못한 마음의 여러 가지 본성들이 봇물 터지듯 쏟아져 나오게 됩니다. 마음의 본성에 대한 공부가 없이 일종의 테크닉으로만 명상을 수련한 경우라면 매우 당황하여 수련을 중단하거나 심신의 부작용을 겪거나 옆길로 새 버리는 결과를 낳기도 합니다.

사실 과학이 밝혀낸 마음의 기능은 지극히 일부분에 불과합니다. 명상 속에서 안정과 고요한 멈춤에 이르고 그 속에서 마음의 참모습을 만나게 되면, 여러분은 예상하지 못했던 변화를 겪게 될 것입니다. 그것은 좋을 것도 나쁠 것도 없습니다. 준비가 되신 분들께 그것은 통찰의 지혜를 선물하겠지만, 준비가 되지 못하신 분들께는 혼란과 재앙이 될 수도 있습니다.

기왕에 명상의 길에 들어서기로 마음을 먹으셨다면, 단순히 명상을 마인드 컨트롤을 위한 도구로만 생각하지 마시고, 마음이란 대체 무엇인지 그 본성에 대해 제대로 공부해서 이해하고 넘어가겠다는 결심을 가지고 임하시는 것이 바람직합니다. 그래야 명상을 통해 경험하시게 될 여러 마음의 작용에 대해 올바른 이해를 가지실 수 있으며, 괜한 오해나 두려움 없이 명상의 길을 완주할 수 있기 때문입니다.

내친김에 한 걸음 더 들어서 보시는 건 어떻습니까?

제4화
마음과 생각

　명상을 하게 되면 제일 먼저 만나게 되는 것이 바로 마음입니다. 조용히 좌정하고 앉으면 늘 바깥을 떠돌던 마음이 자신의 내면으로 향하게 되고 비로소 그 모습을 온전히 들여다볼 수 있게 됩니다. 가만히 지켜보면 마음은 여러 가지 모습을 하고 있다는 것을 알 수 있습니다.
　우리가 명상에 머물고자 하면, 평온한 마음 상태를 유지해야 합니다. 하지만 이내, 온갖 잡념들이 꼬리에 꼬리를 물고 일어나 머릿속을 산란하게 휘젓습니다. 고요함을 유지해야 할 마음속에서 끊임없이 일고 또 지는 명상의 훼방꾼들, 그 실체를 정리해보고자 합니다.
　마음, 생각, 기억 혹은 상상 무엇으로 표현되든 그것들은 모두 하나의 마음에 대한 여러 가지 측면들입니다. 하여 명상에 들어가기 전에 '마음'에 대한 정의를 명확히 하고 넘어가지 않으면 명상의 이유와 목적이 모호해져서 가는 도중에 길을 잃어버리기에 십상입니다. 하여 마음 그리고 관련된 유사 개념들을 먼저 짚어보는 것입니다.

마음은, 자발적으로 일어나는 의식의 흐름입니다.

마음이란 여러 차원의 상태가 존재합니다. 깊은 차원의 마음, 불교에서 아마라식(阿摩羅識), 아뢰야식(阿賴耶識), 진여식(眞如識)이라고 하는 것은 현대의 뇌과학조차도 규명할 수 없는 차원입니다. 따라서 우리가 인지할 수 있는 것은 마음의 표층에서 생기는 감정이나 사고에 해당합니다. 표층적인 마음은 색성향미촉법(色聲香味觸法)이라는 대상이 심신의 여섯 개 감각기관인 안이비설신의(眼耳鼻舌身意)와 만남으로써 생겨납니다. 하여 그 대상이 변하면 마음도 변하게 되는 것입니다. 볼 때는 보는 순간 들을 때는 듣는 순간 일어났다 사라지는 것이니, 본래의 정해진 마음이란 것은 존재하지 않는 것입니다.

좀 쉽게 수학 방정식에 비유하자면, 마음은 변하지 않는 일정한 값을 가진 '상수'가 아니라 주어진 조건에 따라 값이 늘 바뀌는 '변수'인 것입니다.

생각은, 표층적 마음의 작용으로 일어납니다.

생각이 일어나는 과정을 잘 살펴보면, 우리 몸이 무엇인가에 부딪히면 '아얏~!' 하고 소리를 지르게 됩니다. 이때의 반응을 보면, '아프니까 소리를 질러야지' 하고 의식적으로 생각해서 나오는 반응이 아닙니다. 자극이 닿고(觸) 이를 받아들임(受)으로써 저절로 나오는 반응입니다. 그다음에 아프다는 생각(想)이 일어나고 그 상황에 대한 지각(識)이 생겨나는 순입니다. 이런 의식의 흐름 속에 생각이 자리 잡고 있습니다. 그리고 생각(想)은 지각(識)의 해석 과정을 거쳐 기쁨, 슬픔, 괴로움 등의 감정으로 해석이 되어 인식됩니다.

이러한 해석은 과거에 축적된 기억과 경험을 토대로 이루어지기에 생각은 과거의 산물일 뿐이라고 하는 것입니다.

기억은, 마음속에 저장된 과거의 흔적입니다.

기억한다는 것은 생각이 이미 지나간 과거의 사건이나 경험에 얽매여 있는 것을 말합니다. 기억한다는 것은 그 자체로 마음이 과거에 머물고 있음을 보여줍니다. 우리를 가장 귀찮게 하는 마음 작용 중 하나가 바로 기억을 떠올리며 기뻐하고 슬퍼하고 후회하며 감정을 소모하는 것입니다. 이미 지나가 버린 그래서 돌이킬 수 없는 것을 생각하는 것은 부질없는 시간 낭비입니다.

상상은, 일어나지 않은 앞날을 예측하는 것입니다.

미래를 상상하는 것은 생각이 아직 일어나지도 않은 일에 붙잡혀 있는 것을 말합니다. 일어나지도 않은 일을 상상한다는 것은 과거에 있었던 경험에 비추어 유사한 일이 다시 발생할 수 있다고 추론을 하는 것에 불과합니다. 그렇기에 미래에 대한 상상이란 결국 과거 기억의 연장선상에 놓여 있는 것입니다.

마음과 관련된 이런 개념들은, 생각, 기억, 지각, 아뢰야식 등 그 무엇이라 불리든 모두 마음의 한 작용일 뿐입니다. 그 작용을 조금만 들여다보면, 본질적으로 마음은 '내가 있다'는 에고(ego)의 자의식이 표출된 것에 불과함을 알 수 있습니다. 따라서 마음의 본성을 제대로 알지 못한다면, 에고의 잠재적 습성에 왜곡된 개체인 '나'를 마음과 동일시하는 착각에 빠지게 됩니다.

그 마음이 내면을 향하면 마음의 본성을 만나게 되고, 밖으로 향하면 나와 물질세상이라는 이원화된 세계로 나타납니다. 밖으로 향하는 마음은, '나'라는 주체가 되고, 물질 세상을 '대상'으로 인식하는 생각의 뿌리가 됩니다. 하여 마음이 밖으로만 떠돌면 생각이 지나간 과거에 얽매이든 다가오지 않은 미래를 헤매든 모두 부질없다고 하는 것입니다.

눈앞에 일어나는 이 순간 외에는 그 무엇도 실재(實在)가 아닙니다. 해서 수행은 마음을 과거와 미래에 두지 않고 현재에 두고 이 순간에 대한 알아차림을 유지하는 것에서부터 출발하는 것입니다.

그것이 명상하는 마음의 시작이자 끝입니다.

제5화
화살에 박힌 상처 입은 짐승

　우리는 모두 상처 입은 짐승입니다. 시시각각 수백 개의 화살이 무수히 날아와 박히는 고통에 신음하는 가련한 중생입니다.
　우리 자신도 이 세상도 모두 몸(色)과 마음(名)으로 이루어져 있습니다. 물리학적으로는 입자와 파동이라 표현할 수 있고, 영성론의 관점으로는 육신과 영혼으로 말할 수 있습니다. 형상화할 수 있고, 감각으로 인지할 수 있는 것은 몸, 물질, 입자이지만, 그 실체를 완성하는 것은 그 안에 내재한 영혼, 마음, 파동입니다.
　마음, 파동, 영혼… 그 무엇으로 불리든 우리는 일상에서 생각의 일어남과 사라짐을 통해 그 존재를 경험하며 살아갑니다. 기쁘고, 슬프고, 괴로운 온갖 생각의 번민들을….
　앞서 '마음과 생각'에서 '생각은 표층적 마음의 작용'이라 정의한 바 있습니다.
　생각이 일어나는 과정을 살펴보면, 예를 들어, 우리 몸이 어딘가에 부딪히면, 자극이 와 닿고(觸), 이를 받아들이고(受), 아프다는 생각이 일어나고(想), 그것에 대한 지각(識)이 생겨나게 됩니다. 즉 생각은 스스로 일어나는 것이 아니라 외부 또는 내부의 어떤 대상이 주는 자극을 촉매로 하여 후속적인 해석의 과정을 거쳐 나타나는 것임을 알 수 있습니다.

이런 일련의 의식의 흐름 속에 생각이 자리 잡고 있기에, 아프다는 생각이 있어서 "아얏~!!!" 하고 소리를 지르는 것이 아니라, 자극에 대한 반응으로 그냥 비명이 나오는 것입니다. 생각이 있기도 전에 반응이 일어난다는 사실은, 우리의 감각이 스스로 반응하는 기능을 가졌음을 잘 보여 줍니다.

감각(六根)은 생각과는 무관하게, 대상으로부터의 자극이 여섯 가지 감각기관 안이비설신의(眼耳鼻舌身意)를 만날 때(觸) 자연적으로 별다른 의지나 해석 없이 그냥 반응을 보입니다. 촉(觸)은 개체의 감각과 지각 기관이 외부의 대상들과 맞부딪히는 순간, 수-상-식(受,想,識)의 해석과정을 거치기도 전에 스스로 반응하는 것입니다. 그러하기에 촉(觸)으로부터 나타나는 반응은 지극히 순수한 에너지의 발현에 가깝습니다.

그래서 유지 크리슈나무르티[5]는 감각에 간섭하지 말고 그대로 두라고 말한 것입니다. 생각이 감각의 작용에 끼어들면, 감각이 어떻게 작용해야 한다고 참견하고 지시를 내리기 시작합니다. 감각의 자연스러운 상태를 무너뜨리는 것입니다. 그리고 오히려 감각을 이용하여 생각은 자신이 감각의 주체라는 존재성과 연속성을 얻습니다. 즉 '자아'라는 허상이 만들어지는 것입니다. 이것이 바로 유지 크리슈나무르티가 '생각을 멈춰라'고 하는 외치는 이유입니다.

명색의 대상이 뿜어내는 색성향미촉법(色聲香味觸法)의 자극이 안이비

---

5. 유지 크리슈나무르티(UG Krishnamurti, 1918~2007). 인도의 철학가. 기존의 모든 영적 가르침과 그 깨달음에 대해 비판하여 안티 성자로 불림

설신의(眼耳鼻舌身意)를 만나(觸)는 순간까지는 별다른 문제가 없습니다. 하지만 스스로 일어나는 자연적 현상을 그대로 받아들이지 않고, 수-상-식(受, 想, 識)이 개입하여 생각을 일으키고, 싫고-좋고-싫지도 좋지도 않은 것 중 하나의 감정을 일으키면서 모든 번뇌가 시작되는 것입니다.

이로 인해 생겨나는 감각(受)은 인간의 본능적 욕망에 바탕을 두고 반응하기에 상(想)-식(識)으로 이어지며 온갖 탐욕과 집착을 만들어내는 번뇌의 뿌리가 되는 것입니다. 이제 생각의 지배하에 놓인 감각은 마치 불이 장작을 먹어 치우듯 대상을 향해 더욱더 미친 듯이 활활 타오르게 되는 것입니다.

오죽하면 붓다께서도, "인간은 수백 개의 화살에 꽂힌 상처 입은 짐승"과 같다고 하셨을까요.

하여 감각의 받아들임(受)에 대한 생각의 간섭에서 자유로워지는 것, 시시각각 날아와 꽂히는 현실의 무수한 자극으로부터 상처받지 않고 초연하게 받아들이는 것, 그것이 명상을 통해 얻어야 할 수행의 과제 중 하나인 것입니다.

참으로 쉽지 않은, 치열한 내면의 전투입니다.

제6화
생시, 꿈 그리고 깊은 잠

 명상으로 들여다보아야 할 내면의 관찰 대상인 마음과 생각이 어떤 것인지에 대해 어느 정도 이해가 되셨다면, 이제 우리가 매일 겪는 일상의 상태에 대해 어떻게 인식하여야 할지 정의가 필요합니다. 우리가 살아가는 이 세상은 생시, 꿈, 잠의 세 가지 상태로 지각됩니다.
 매일 반복적으로 지속되는 이 세 가지 마음의 상태, 그 본질은 무엇인지 살펴보겠습니다.

 생시, 우리는 잠들지 않은 생시에 지각하는 시공간만을 현실의 세계로 여깁니다. 그 한정된 시공간 속에서 마음의 본성을 모른 채 현실을 바라보기에 그 무지가 분별하는 마음을 만들어 냅니다. 분별심은 나와 대상을 구별하고, 구별된 대상은 같은 것, 다른 것, 그 안의 부분들로 구분되어 인식됩니다. 이원화된 세계에서는 보는 자와 보이는 대상이 생겨나고, '나'가 보는 주체라는 착각이 확고하게 생겨납니다. 그로 인해 행위(行)와 업식(業)이 일어납니다. 업이 생겨나는 과정은 이야기가 길어지니 이후 '12연기(緣

起)' 편에서 다시 설명해 드리도록 하겠습니다.

꿈, 우리는 잠과 생시의 경계에서 꿈을 꿉니다. 그 경계에서 인간의 지각을 넘어서는 많은 일을 마치 현실처럼 경험하곤 합니다. 어떤 것은 현실의 사건과 연관되어 있고, 어떤 것은 과거나 미래에 관련된 것으로 보이고, 때로는 전혀 엉뚱한 사건에 휘말리기도 합니다. 이렇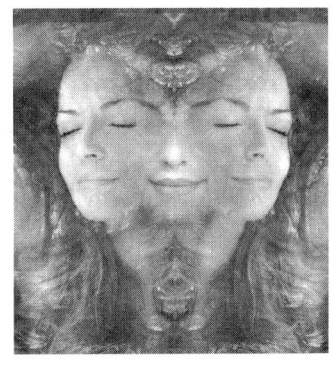
듯 꿈은 의식이 지닌 자연 발생, 무한 확장 및 상호 연계의 특성들이, 자아와 육신에 대한 지각이 느슨해지는 시점에 스스로 발현되고 확장되고 사라지는 것을 여과 없이 보여줍니다. 그래서 꿈속에서 등장하는 '나'는 마치 사후에 '영혼의 몸'을 지닌 것처럼 시공간의 제약 없이 과거와 미래를 넘나들고, 업(業)의 고리로 연결된 존재들을 만나는 비현실적이고 초월적인 경험들을 하게 되는 것입니다.

깊은 잠, 깨어 있는 동안 우리가 '나'라고 생각하던 실체는 완전히 숙면에 든 상태에서는 마치 컴퓨터가 꺼지듯이 작동을 멈춥니다. 몸이 '나'라는 의식이 없어지고, 이 세계에 대한 지각도 멈추게 됩니다. 그렇게 있기도 하고 없기도 한 것이 '나'이기에 그것은 결코 항상한 존재가 아닌 것입니다. 운영시스템(OS)이 작동하지 않는 꺼진 컴퓨터는 그냥 부품 덩어리에 지나지 않듯이, 의식이 암전되고 잠이 든 육신은 아무것도 지각할 수 없는 물체 덩어리에 불과합니다. 그 속에 아무것도 들어있지 않음을 우리는 잠을 통해 분명히 알 수 있습니다. 그럼에도 우리는 육신을 '나'라고 여기는 집착에서 벗어나지 못합니다.

그러하기에, 우리는 명상을 통해 삶의 희로애락(喜怒哀樂)이 드라마틱하게 매일 펼쳐지는 이 세 가지 상태의 본질이 대체 무엇인지를 들여다보고 이해하여야 합니다. 이 세상은 우리 마음의 본성과 서로 무관한 것인지, 그 일부분인지 아니면 다른 그 무엇인지를 관찰해 보아야 합니다.

또한, 깨달음의 경지는 생시, 꿈, 잠, 이 세 가지 상태와는 어떻게 다른 것인지를.

제2장

명상의 흐름에 들기

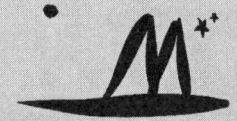

제7화
명상에 들어가기

    명상을 처음 접하는 분들이 많이 하시는 질문 중 하나가, '명상은 호흡으로만 해야 하나요?'입니다. 답은 NO입니다.
    명상에 있어서 호흡은 마음을 한 곳에 집중시키고 다른 곳으로 달아나지 않도록 현재에 붙들어 주는 역할을 합니다. 또한, 호흡은 우리 육신의 생멸 작용의 기초가 되는 중요한 대사활동으로 육신과 외부 세계를 이어주는 가교 역할을 합니다. 게다가 안전한 호흡법을 따르게 되면 타 명상기법에 비해 부작용이 적은 안전한 방법이기도 합니다. 그래서 호흡 명상이 많이 권장되는 것입니다.
    그러나 명상에서 호흡만이 절대적인 것은 아닙니다. 호흡 외에도 만트라(염불)나 탕카(불화)와 같이 집중에 도움을 주는 대상이 있다면 그 대상을 두고 명상을 하셔도 됩니다. 이들을 적절히 조합하여 자신에게 알맞은 맞춤형 명상법을 만드시는 것도 권장할 만합니다. 제 경우는 먼저 만트라를 들으며 산란한 마음을 가라앉히고, 마음이 차분해지면 호흡 명상에 들어가는 방식으로 명상을 합니다. 본인이 집중하기에 더 용이한 방법을 선택하시면 되는 것입니다. 하지만 어떤 방법을 택하시든 호흡은 하게 되어 있습니다. 그러니 호흡은 제11화에서 소개해 드리는 '호흡 명상의 기본원칙'에 따라 하시면 됩니다.

사실 호흡 명상에 있어서도 호흡의 도움 없이 집중하고 내면을 탐구할 수 있다면 굳이 호흡에 주의를 기울이지 않아도 됩니다. 호흡은 인위적인 조작없이 일상적인 수준의 주의로 꾸준히 행하다 보니, 서서히 쿰바카(호흡 멈춤)[6]의 힘과 지속시간이 자연스럽게 증가되고, 마음을 한 곳에 집중시킬 수 있게 되는 것이 가장 이상적인 것입니다.

수승한[7] 승려나 요기들을 지켜보면 별다른 의식적 노력 없이도 늘상 호흡이 안정되어 있음을 알 수 있습니다. 행주좌와(行住坐臥). 말 그대로 일상에서 걷고 앉고 눕는 모든 행위를 통해 명상이 가능한 수준에 이른 것입니다.

하지만 명상에 갓 입문하신 분들은 단박에 이런 상태에 이르기가 쉽지 않습니다. 그래서 대부분은 호흡 명상의 수련 단계를 거쳐 호흡을 안정시키고 일상에서 그 안정을 유지하는 순으로 나아가는 것입니다.

그다음으로 많은 질문이 명상의 자세에 관한 것입니다. 좌선하면 흔히 연꽃자세라 불리는 결가부좌(結跏趺坐)를 떠올리실 겁니다. 이 좌법이 별로 어렵지 않은 분이라면 그대로 따르시면 될 것입니다만, 어려움을 느끼신다면 굳이 이 자세를 고집하실 필요가 없습니다. 의자에 앉아 한쪽 발만 꼬는 반가부좌를 하셔도 되고 신체적인 원인으로 그것도 힘이 드실 경우라

---

6. 쿰바카(Kumbhaka)의 원뜻은 '항아리'인데, 호흡 멈춤의 의미가 된 것은 호흡으로 들어온 기(氣)를 몸 안의 항아리에 저장한다는 의미로 쓰인 것임
7. 수승(首僧)은 수행의 경지가 매우 높은 승려를 말함

면 벽이나 기둥에 기대어 앉는 것도 하나의 대안이 될 수 있습니다. 좌법에 대해서는 다음 글에서 좀더 자세히 짚어보도록 하겠습니다.

핵심은 명상 시 오랜 시간 같은 자세를 유지하여도 크게 불편을 느끼지 않는 자신의 몸에 맞는 자세를 찾으시는 것입니다. 그래야 편안하게 명상을 지속할 수가 있는 것입니다.

다만 한 가지 명심해야 할 것은, 어떤 자세를 취하더라도 엉덩이뼈에서 머리끝까지 척추가 일직선으로 똑바로 서도록 허리를 반듯하게 유지해야 합니다. 척추가 바로 선 상태를 유지해야 기혈의 순환이 원활하게 이루어지기 때문입니다.

그다음은 명상의 환경에 관한 것입니다. 명상의 장소는 너무 춥거나 더운 곳 그리고 대기 오염이 심한 곳은 당연히 피하셔야 합니다. 그 다음은 번잡한 주변을 정리하여 고요하고 편안한 여건을 조성하시는 것이 중요합니다. 그중에서도 소음은 명상의 집중을 방해하는 가장 고약한 훼방꾼입니다. 하지만 온갖 종류의 소음에 둘러싸여 사는 현대 사회에서 소음이 차단된 환경을 찾는 것은 정말 어려운 일입니다. 해서 많은 분들이 명상 요가원 같은 곳을 이용하거나 아니면 이른 새벽 시간대를 이용해서 명상을 하기도 합니다. 각자의 처지에 맞게 여건을 조성해 보시길 바랍니다.

끝으로 명상은 식후 최소 1~2시간 정도 지나서 소화가 충분히 된 이후에 하셔야 합니다. 그리고 명상을 마친 후에도 10여 분 정도 차분히 그 기운을 유지하면서 천천히 일상으로 복귀하시는 것이 바람직합니다. 또한, 명상 직후에는 찬 음료를 삼가야 명상의 좋은 효과를 보실 수 있습니다.

제8화
명상시 좌법,
가부좌(跏趺坐)와 아사나(Asana)

명상과 좌선시 앉는 방법에 대해 살펴보겠습니다. 명상은 앉거나 걷거나 또는 누워서 여러 가지 자세로 할 수 있습니다. 그 중 가장 기본이 되는 자세는 앉아서 하는 것입니다. 명상시 좌법을 불교에서는 가부좌(跏趺坐) 라고 하고, 요가에서는 아사나(Asana)라고 부릅니다.

가부좌(跏趺坐)는 두 발을 모두 양쪽 허벅지 위로 올리는 결(結) 가부좌와 한쪽 발만을 허벅지 위로 올리는 반(反) 가부좌로 나뉘어 집니다. 결가부좌(結跏趺坐)는 연화좌(蓮花坐)라고도 부르는데 발의 위치에 따라 오른쪽 발이 위로 올라가는 길상좌(吉祥坐)와 왼쪽 발이 위로 올라가는 항마좌(降魔坐)로 구분합니다만 큰 의미는 없습니다. 붓다께서 이 좌법으로 앉으셨기 때문에 여래좌(如來坐) 라고도 합니다. 반가부좌(半跏趺坐)는 보살좌(菩薩坐)라고도 불리는데, 한쪽 발만 좌우의 한쪽 허벅지 위에 올려 놓고 다른 한쪽 발은 그 아래에 감추어지는 모양새가 됩니다.

아사나(Asana)는 넓게는 요가의 모든 체위나 동작을 말하는 것이나 구체적으로는 요가시의 좌법을 뜻하는 말로 쓰입니다. 요가 수행법에는 수십여 가지의 아사나가 있지만 주로 명상과 관련된 좌법으로는 결가부좌에 해당하는 파드마사나(Padmasana), 시다사나(Sddhasana), 반가부좌와 유사한 슈카사나(Sukasana) 등이 있습니다.

불교의 선종에서는 여러 가지 좌법 중 수행의 효과가 가장 높은 결가부좌를 좌선의 바른 자세로 권장하고 있습니다.

> *"결가부좌는 모든 좌법 중에 가장 안온하여 피로하지 않고, 마음이 산란하지 않아서 사위의(四威儀) 중에서 가장 안온한 자세이므로 도법(道法)의 좌법이라고 한다."* [8]

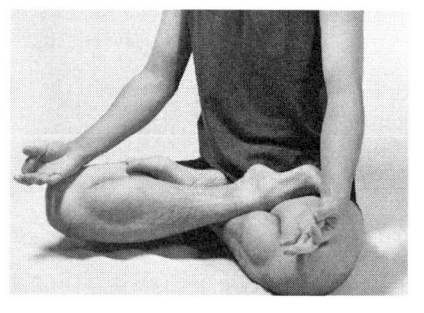

결가부좌는 제대로 하기만 하면 마음의 집중을 돕고, 척추를 바르게 하며, 기혈 순환을 원활히 하여 여러 가지 내적인 질병을 치유하는 효과도 있습니다. 특히 가장 효과적으로 기를 단전에 모을 수 있게 해주는 자세이기에 명상 수행의 효과도 극대화 시킬 수 있습니다. 이를 위해서는 최소한 매일 1시간 이상 결가부좌를 유지할 수 있을 정도까지 좌법을 안정시켜야 합니다. 문제는 이렇게 하기까지 육체적

---

8. 〈대지도론(大智度論)〉 권7에서 인용

으로 견디기가 쉽지 않다는 것입니다. 그래서 결가부좌는 고통을 참고 관찰하고 극복하는 것 자체로 고행이 되는 훌륭한 수행의 도구가 됩니다.

종종 '가부좌' 라는 단어는 누군가 고집스레 한가지 일에 몰두 할 때 쓸데없는 고집을 피운다는 부정적 의미로 '가부좌를 틀고 앉는다'라는 식으로 사용되기도 합니다. 이는 원래의 뜻과는 사뭇 다르게 와전된 것인데, 그만큼 결가부좌가 힘들다는 의미라고 이해하시면 될 것 입니다.

일부에서는 반가부좌나 다른 자세로 명상을 하면 일정 수준 이상으로 진보하기 어렵다고 주장하기도 합니다. 결가부좌의 효과가 탁월한 것은 맞지만, 그렇다고 특정 좌법이 아니면 명상에서 일정 수준 이상의 진전을 보기 어렵다는 견해는 적절치 않은 것 같습니다. 사람의 체형에 따라 또는 나이나 건강 상태에 따라 최적의 자세는 다를 수 있기 때문입니다.

명상에서 특별히 어떤 자세를 고집하기 보다는 에너지가 적게 들고 장시간 바른 자세와 편안한 호흡 그리고 집중을 유지할 수 있는 자세를 선택하는 것이 더 중요합니다. 자신에게 맞지 않는 자세로 인해 앉는 것 자체가 고통의 연속이 되어서는 곤란합니다. 물론 고통을 통해서 얻는 진보도 있겠습니다만, 아파서 명상에 집중을 못할 지경이면 결가부좌를 하는 것이 오히려 부작용을 초래할 것입니다.

명상에서는 좌법 보다는 호흡과 이완이 더 중요하며, 어떤 자세로 앉든 바른 좌법의 핵심은 척추를 세우고 앉는 것입니다. 등을 활처럼 펴고 턱을 목 안쪽으로 당겨서 고개가 살짝 숙여지는 느낌으로 앉으시기 바랍니다. 이와 같이 자세를 잡으면 편안하게 몸의 균형이 잡히고 척추가 상반신의 체중을 감당할 수 있는 안정된 자세가 됩니다.

제9화
명상시 손모양,
수인(手印)과 무드라(Mudra)

　명상과 좌선시에는 손을 어떻게 두는 것이 바람직한 지에 대해서도 살펴 보겠습니다. 좌선시 손 모양에 관해서는 불교에서는 수인(手印) 이라고 하고, 요가에서는 무드라(Mudra) 라 부르고 있습니다.

　수인(手印)이란, 불교에서 불(佛)·보살의 깨달음의 상태나 바램 등을 손 모양을 이용하여 여러 가지 모습으로 나타내 보이는 것입니다. 따라서 불·보살의 가피나 서원이 다른 만큼 수인의 종류도 매우 다양하게 나타납니다. 예를 들어 아미타불 수인(手印)의 경우, 중생의 행업 정도에 따라 삼생과 삼품으로 나눠 무려 아홉가지(九品印)로 표현이 됩니다. 머리 나쁜 저는 외우지도 못하겠더군요.. 종파에 따라서도 수인의 적용이 조금씩 달라지는데 밀교에서는 수인을 중요시 하는 반면, 우리나라에서는 대개 선정인, 전륜법인 및 촉지인 세 가지만 주로 나타나고 있습니다.

이중에서 **좌선시** 주로 적용되는 것은 '**선정인(禪定印)**' 입니다. 이는 붓다께서 보리수 아래에서 선정(禪定)에 들었을 때 취한 손의 모양입니다. 그래서 잡념을 버리고 마음을 모아 삼매에 드는 수인으로 알려져 있으며 인도, 티벳 등 아시아 불교권에서 좌선시 널리 행해지는 손 모양입니다.

무드라(Mudra)란, 요가나 인도 무용의 손동작을 말하는데 호흡으로 몸 안의 기운을 조절한다는 의미를 가집니다. 요가는 손 동작 하나 하나에 의미를 담고 있기에 명상시 손의 모양도 그 연장선상에서 이해하여야 합니다. 특히 손가락 마다 다른 의미가 있어 어느 손가락을 맞닿게 하는가에 따라 조금씩 지향점이 달라지게 됩니다.

요가의 손동작은 엄지와 맞닿은 손가락에 따라 기얀(Gyan), 슈니(Shuni), 수리야(Surya), 부디(Buddhi), 프라나(Prana) 및 불교의 선정인과 유사한 댜야나(Dhyana) 그리고 합장과 유사한 안잘리(Anjali) 7가지가 있습니다. 이중에서 **명상시 주로 이용**되는 것은 엄지와 검지를 맞닿게 하는 '**기얀 무드라(Gyan Mudra)**' 입니다. 요가를 통해 명상을 배운 서양인들이 많이들 따라하는 손 모양입니다.

명상시 활용하실수 있게 선정인과 기얀 무드라의 손 모양을 다시 한번 살펴봐 드리면,

선정인(禪定印)은, 왼쪽 손바닥을 위로 보이게 펴서 단전 앞에 붙이고 오른손 역시 손바닥을 위로 보이게 펴서 왼쪽 손바닥 위에 포갠 상태에서 양쪽 엄지를 맞닿게 하면 됩니다.

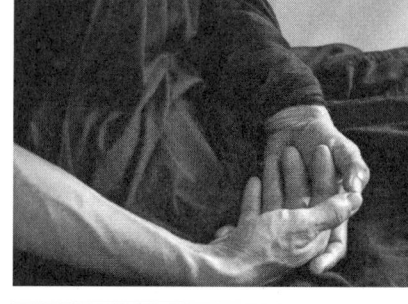

기얀 무드라(Gyan Mudra)는, 양 손을 손바닥이 위로 보이게 펴서 양 무릎 위에 편안히 내려 놓고 양쪽 검지를 구부려 엄지에 맞닿게 하면 됩니다.

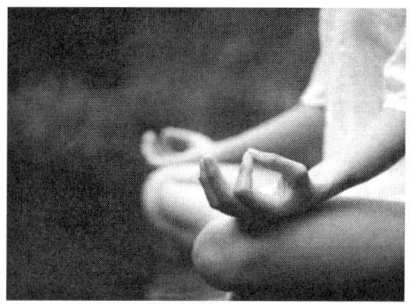

이와 같이 수인과 무드라는 워낙 그 모양과 의미가 다양하기 때문에 명상이나 좌선에서 어떤 동작이 적합할지를 고민하는데 큰 의미를 두실 필요는 없을 것 같습니다. 각 수인이 지니는 기본적인 의미를 마음에 담고서, 그중에서 자신에게 가장 편안한 것을 선택하여 적용하시면 되는 것입니다. 저는 개인적으로 선정인 보다는 기얀 무드라 자세를 많이 취하고 있습니다.

끝으로 '촉지인(觸地印)'에 대해서도 잠시 살펴보고 글을 마무리 하겠습니다. 촉지인은 오른손은 손바닥이 땅을 향하게 오른쪽 무릎에 얹고 손가락으로 땅을 가리키는 모양을 취하고, 왼손은 선정인과 마찬가지로 손바닥을 위로 하여 단전 앞에 놓은 자세 입니다. 이는 붓다께서 수행을 방해하는 모든 마장을 굴복시키고 온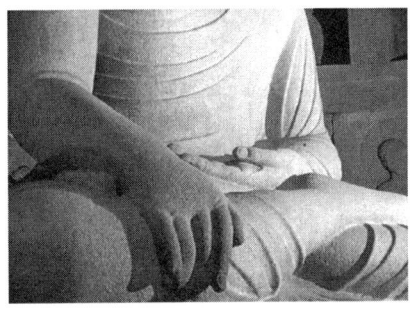
전한 깨달음(正覺)을 성취하셨
을 때 이를 지신(地神)에게 증명
토록 명령하신 자세로 알려져 있
습니다. 모든 악마를 굴복시켰
다고 하여 항마촉지인(降魔觸地
印) 이라고도 불리며, 이 수인은 **오직 석가모니 붓다께서만 취하는 수인입
니다.**

　말 나온 김에 중요한 정보를 하나만 더 공유드릴까 합니다. 우리나라 불교는 대승 전통을 따르다 보니 사찰에는 비로자나불, 미륵불, 약사여래불 등 여러 불보살 들이 모셔져 있지만 정작 석가모니불을 모신 사찰은 많지 않습니다. 여러분이 어떤 사찰을 방문 하셨을 때 대웅전의 불상이 촉지인을 하고 계신다면 그 절은 석가모니불을 봉안한 것입니다. 석가모니 부처님이 안 계신 한국불교,, 왠지 씁쓸한 마음을 감출 수 없습니다. 석가모니불이 우리 불교에 좀더 깊숙히 들어 왔으면 하는 바램을 가져봅니다.

제10화
명상시 눈과 입의 모양

명상시 눈은 뜨고 하는게 맞을까요? 아니면 감고 하는게 맞을까요?

명상에 오래 숙련된 사람은 눈을 감거나 뜨거나 상관없이 명상에 들 수 있습니다. 하지만 당신이 명상의 시작 단계에 있는 초보자 이거나 시각적 자극에 예민한 사람이라면 눈을 감은 채 명상에 드는 것이 더 편할 것입니다.

눈을 감고 하는 명상은 마음 속으로 빛이나 붓다의 모습을 떠올리며 마음을 집중하는 관상법(觀想法)을 적용하기에도 유리합니다. 그리고 일정한 수준에 이르면 니밋따(Nimitta)와 같은 빛의 체험을 하실 수 있는 장점도 있습니다.

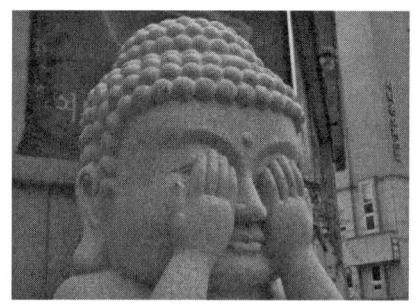

하지만 눈을 감고 하는 명상은 쉽게 잠의 유혹에 빠져 버리거나 온갖 잡념이 떠올라 도저히 집중

을 할 수가 없는 단점이 있습니다. 그럴 경우에는 차라리 눈을 뜨고 명상을 하시는 것이 집중에 도움이 될 수도 있습니다.

눈을 뜨고 하는 명상은 졸음에 빠질 가능성이 적고 알아챙김(사띠)을 굳건하게 만들 수 있는 장점이 있는 반면에 시각적 자극에 쉽게 눈이 반응하여 집중을 유지하기 쉽지 않은 단점이 있습니다.

일반적으로 눈을 뜨고 하는 명상이 눈을 감고 하는 것보다 더 어렵다고 여겨지고 있습니다만, 개인에 따라 차이가 있을 수 있습니다. 뭐가 뭔지 모르겠다 싶으시면, 두가지 방법을 모두 적용해 보신 후 자신에게 적합한 방법을 택하시는 것도 하나의 방법입니다.

눈의 형태는 사실은 명상의 목적에 따라 달리 하는 것이 정답입니다. 일반적으로 사마타를 할 때는 눈을 감는 것을 권장하고, 위빠사나를 할 때는 눈을 뜨고 하는 것을 권장합니다. 그 이유는 수행의 지향점이 서로 다르기 때문입니다.

사마타의 경우 마음을 고요하게 하기 위한 수행이기 때문에 **마음 집중**이 중요합니다. 그래서 고요해지기 위해서는 **눈을 감고 대상에 집중**하는 것이 더 효과적이라고 하는 것입니다.

반면에 위빠사나는 지혜를 일으키기 위한 수행이기에 몸과 마음에 대한 관찰이 중요합니다. 그러려면 특정 대상을 붙들기 보다는 내려놓고 **알아차리며 바라 보아야** 합니다. 명상을 통한 알아챙김이 충분히 단련이 되면 일상 속으로 그 관찰의 대상을 확대하여야 합니다. 즉 아침에 눈을 뜰 때부터 잠자리에 들기까지 몸과 마음과 외부 대상에서 일어나는 모든 현상에 대해 관찰을 유지하는 것입니다. 이와 같이 일상의 모든 것에 대한 알아챙김을 통해 지혜를 얻기 위한 명상이기에 위빠사나는 **눈을 뜨고 명상**을 하는 것입니다.

명상시 입과 혀의 모양에 대해서도 잠시 살펴보겠습니다. 입과 혀의 모양은 수행 전통에 따라 약간씩 견해를 달리하고 있습니다. 대부분은 입을 다물고 하는 것을 권장하지만, 티벳의 일부 수행법에서는 '아~' 하고 만트라를 염하는 듯 입을 조금 벌리고 하는 것을 가르치기도 합니다. 입을 벌리든 다물든 그 자체로 큰 상관은 없겠습니다만, 호흡과 연계시켜 생각해 보면 입은 다무는 것이 바람직합니다.

아시다시피 명상시 호흡은 코를 통해서만 하여야 합니다. 그런데 입을 벌린 상태로 호흡을 하게 되면 숨이 들고 날 때 입으로 숨 기운이 새어 나갈 가능성이 커지기 때문에 다물고 하는 것이 낫다고 하는 것입니다. 입을 통해서 호흡을 하게 되면 숨 기운이 호흡기관 뿐만 아니라 내부 장기로 분산되어 가슴을 거쳐 복부까지 치고 내려 가는 힘이 약해지기 때문에 기운을 축적하고 순환시키는 효과를 제대로 볼 수가 없게 됩니다.

이를 위해서는 입을 다문 상태에서 혀를 놓는 위치도 중요합니다. 대체로 혀는 윗니의 안쪽에 살짝 얹은 상태로 둔다고 하는데, 이것만으로는 설명이 좀 부족합니다. 명상시 긴장이 풀리면 설골하근(舌骨下筋)이 이완되고 턱관절이 내려와 윗니와 아랫니가 살짝 닿지 않는 모양이 됩니다. 이 상태에서 혀를 잇니 안쪽의 잇몸 뿌리에 살짝 얹어주면 됩니다.

이렇게 되면 혀가 윗니 안쪽의 잇몸에 고르게 닿아 입천정과 목구멍을 충분히 가려주게 됩니다. 그러면 호흡이 목구멍을 통해 입으로 새어 나오는 것을 막아줄 수 있습니다. 이와 같이 명상시 입과 혀의 모양을 제대로 갖추는 것은 호흡에 간접적으로 영향을 미쳐 코를 통한 바른 호흡을 유지할 수 있게 도움을 줍니다.

준비가 되셨으면 이제 호흡명상 속으로 들어가 보겠습니다.

제11화
호흡 명상의 기본원칙

　호흡 명상에서 고요한 멈춤(止, 사마타)에 이르고, 이를 기반으로 올바른 지혜의 바라봄(觀, 위빠사나)에 들어서기 위해서는 반드시 지켜야 할 명상의 기본 원칙들이 몇 가지 있습니다.

　이를 따르지 않고 잘못된 호흡법으로 명상을 하거나, 혹은 기(氣)의 각성이나 신통(神通)의 증득(證得)[9]과 같은 방편에만 정신이 팔려 명상 본연의 취지를 잊어버리게 되면, 좀처럼 수행에 진전을 이룰 수 없을 뿐만 아니라 심신에 여러 가지 부작용을 초래하게 됩니다. 주위에 명상이나 기 수련을 하시는 분들 중에 의외로 이런 분들이 많습니다. 해서 수행자는 호흡 명상에서 올바른 호흡법을 견지하는 것이 매우 중요합니다. 많은 스승들이 공통으로 강조하시는 일곱 가지 원칙을 설명해 드리겠습니다.

　첫 번째, 호흡은 자연스럽게 인위적인 조작을 하지 않는다.

---

9. 바른 지혜로써 진리를 깨달아 얻음

호흡은 편안하고도 자연스러워야 합니다. 숨의 들고 남이 비슷한 간격으로 가늘고 길며 안정되게 이어진다면 좋은 시작입니다. 들숨과 날숨의 길이를 같게 만들거나, 어느 한쪽을 더 길게 만들려고 하는 인위적인 노력은 바람직하지 않습니다. 체질에 따라 어떤 이는 들숨이 길기도 하고 어떤 이는 날숨이 길기도 하기에 자연스럽게 그대로 두는 것이 낫습니다. 인위적 조작은 호흡을 부자연스럽게 만들어 오히려 집중을 방해합니다.

두 번째, 호흡을 쫓아가지 않고 지켜만 본다.

쫓아가는 것과 지켜보는 것은 확연히 다른 것입니다. 전자는 의도를 가지고 호흡이 자극하는 몸 구석구석을 지각하는 것이며, 후자는 모든 의도를 내려놓은 채 그저 지켜보는 것입니다.

요가나 선도 호흡법 등에서는 몸속 깊은 곳으로 호흡을 따라가거나, 깊고 빠른 호흡으로 기(氣)나 쿤달리니를 자극하는 호흡법을 가르치기도 합니다. 경우에 따라 좀 더 빠른 각성을 일으키는 데 도움을 받기도 하지만 모든 이에게 효과가 있는 방법이 아니며, 심신의 평정과 강건함이 뒷받침되지 않을 경우 기의 폭주로 인한 상기병(上氣病)이나 주화입마(走火入魔)의 부작용에 노출될 위험이 더 큽니다.

세 번째, 숨이 들고 나는 접점에만 집중한다.

코끝이나 배와 같이 숨이 들고 나는 특정 부위에 집중하는 까닭은, 지켜보기를 통해 마음이 호흡을 쫓아가지 않도록 붙잡고, 잠시도 쉬지 않고 일어나는 잡념에 휘둘리지 않도록 마음의 끈을 놓지 않기 위한 것입니다. 또한, 명상에서 늘 강조하는 현재에 마음이 머물도록 붙잡아 두는 역할을 합니다.

네 번째, 들숨과 날숨 중에서 반드시 날숨에 집중한다.

명상에서 일관되게 강조하는 부분입니다. 그럼에도 왜 날숨에 집중해야 하는지를 제대로 설명해주는 이는 많지 않습니다. 의학적으로 교감신경에 연결된 들숨(흡식)은 생명유지, 생존에 관계되어 심박 수를 증가시키고 몸의 긴장 상태를 유지시킵니다. 또한, 들숨으로 생의 기운을 받는 것이기에 본능적으로 들숨에 더 많 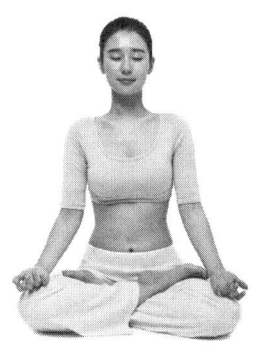 은 신경이 쏠리는 것이 당연한 생리 현상입니다. 그렇기에 마음을 비우기 위한 명상을 하면서 생과 집착의 기운인 들숨을 붙들고 놓지 못한다면 이상하지 않겠습니까?

그러니 명상에서는 반드시 날숨에 집중하여야 합니다. 날숨은 부교감 신경에 연결되어 심신의 안정과 이완을 도와주기도 할 뿐만 아니라 그 자체로 생에 대한 집착을 내려놓는 비움의 행위이기 때문입니다. 오랜 기간 호흡 명상을 하면서도 진전을 보지 못하는 이유 중 하나가 이 부분에 대한 이해와 제대로 된 실행의 부족에서 비롯된 것입니다.

다섯 번째, 호흡의 시작과 끝을 지각한다.

길면 긴 대로, 짧으면 짧은 대로 호흡의 들고 남 그 전체를 지켜보는 것입니다. 이를 통해 알아차림의 수련이 이루어집니다. 이때 유념해야 할 사항은 '최소한의 주의'로 지켜보는 것입니다. 지나친 집중은 호흡을 쫓아가게 만들어 명상의 집중을 방해하고 올바른 알아차림을 얻지 못하게 만듭니다.

여섯 번째, 날숨이 멎고 들숨이 시작되는 간극을 알아채고 그 간극을 늘려나간다.

선도 호흡에서는 호흡 자체를 길게 늘리거나 숨을 참으라는 권고가 많은데, 참선 명상은 이와는 달리 날숨이 멎고 들숨이 시작되기 전 그사이의 간극과 공간을 늘리는 것입니다. 이는 티벳 최고의 스승들께서 전해주시는 명상에 관한 가르침의 핵심입니다. 그 사유는 다음 글에서 살펴보겠습니다.

일곱 번째, 그 간극에서 머문다.

고요히 머물 수 있고, 점차 그 간극을 늘려나갈 수 있다면 그 머묾은 안정에 이른 것입니다.

만약 당신이 단 몇 초, 몇 분이라도 그 간극 사이에서 고요히 머물 수 있다면, 당신은 사마타(止)에 접어든 것입니다. 하지만 착각하지 마셔야 합니다. 이것이 명상으로 도달해야 할 궁극의 종착점은 아닙니다. 이제야 비로소 진정한 자신의 민낯을 들여다볼 준비가 된 것뿐입니다.

그 텅 빈 공간으로 '나는 누구인가?'의 질문을 던져 보세요.

제12화
생각과 감정

 가끔 사람들은 명상을 하면 생각과 감정이 전혀 없을 것으로 생각하곤 합니다. 그래서 생각과 감정이 일어나면, 자신에게 짜증과 화를 내고 명상에 실패한 것으로 생각합니다. 하지만 당신이 살아있고 마음을 가지고 있는 한 거기에는 늘 생각과 감정이 일어납니다.
 마치 바다가 파도를 가지고, 태양이 빛을 가진 것과 마찬가지로, 마음은 생각과 감정을 뿜어냅니다. 그것은 당연한 것입니다.
 이것을 이해하고 나면, 일어나는 생각들은 그저 당신의 수행을 향상시켜주는 도구가 됩니다. 그러나 제대로 이해하지 못하면, 생각이란 혼란을 야기하는 씨앗이 될 뿐입니다.
 그러면 생각과 감정을 어떻게 이해하고 대하여야 하는가?
 비결은 바로 '생각'에 대해 생각하지 않는 것입니다. 단지 그것이 마음을 따라 흘러가게 두는 것이며, 달리 사견을 덧붙이지 않는 것입니다. 그러면 당신은 곧 생각이 흘러가는 바람과 같이 오고 또 가버리는 것임을 깨닫게 될 것입니다. 그러니 그것에 달리 마음을 둘 이유가 없는 것이지요.

바다와 파도를 예로 들어보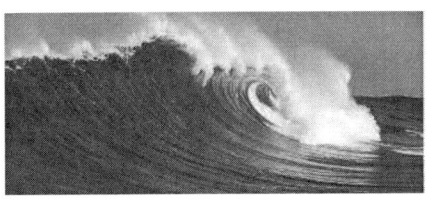
면, 바다에는 늘 크고 작은 파
도가 있지만 그로 인해 바다가
크게 흔들리지는 않습니다. 파
도는 바다의 자연스러운 일부분일 뿐이니까요. 파도는 바다에서 일어나고, 결국 바닷속으로 사라집니다. 마찬가지로, 생각과 감정도 마음의 자연스러운 표출인 것이며, 그것들은 마음에서 일어나고 결국 마음으로 돌아갑니다.

무엇이 일어나든, 특별한 문제라고 여기거나, 충동적으로 반응하거나, 사견을 덧붙이지 않고 인내를 가진다면, 그것들은 다시 마음의 본성으로 가라앉게 될 것입니다.

그러니 어떤 생각이 일어나든, 간섭지 말고 넓게 열린 자비의 마음으로 당신의 생각과 감정들을 대하여야 합니다. 이를 두좀 린포체[10]는 다음과 같이 멋들어지게 비유했습니다.

"나이 든 현자가 뛰어노는 아이들을 보듯이 바라보라."

당신이 일반 명상가로서 이 정도의 알아챙김에 이르렀다면, 이미 마음의 평온을 얻는 데 충분할 것입니다. 그러나 만약 당신이 수행자라면, 여기에서 만족하고 머물러서는 안 됩니다. 마음의 본성을 보기 위해서는 한 걸음 더 깊숙이 들어서야 합니다.

생각이란 것이 끊임없이 계속 흘러가는 것처럼 보이지만, 실제로는 그렇지 않습니다. 생각의 일어남과 사라짐을 좀 더 면밀히 들여다보면, 하나의 생각이 지나가고 다음 생각이 일어나기 전의 사이에 어떤 간극이 있음을

---

10. 두좀린포체(Dudjom Rinpoche, 1904~1987)는 티벳 불교 닝마파의 큰 스승 중 한 분으로 미국, 프랑스 등 서구세계 티벳 불교 전파에 크게 공헌함

발견할 수 있을 것입니다. 아니 그 간극을 찾아내야만 합니다.

그 간극 속에 바로 마음의 본성인 불성(Rigpa)이 존재하기 때문입니다. 하여 명상의 수행은 생각을 늦추고, 그 간극을 더욱더 길고 명료하게 만드는 것입니다.

앞서 '호흡 명상의 기본원칙' 글에서 '날숨이 멎고 들숨이 시작되기 전의 간극을 늘려나가는 것'이 명상의 핵심이라 설명해 드린 바 있습니다.

그 이유가 바로 여기에 있는 것입니다.

제13화
무엇을 명상하는가?

살아가면서 또는 명상을 하면서 참으로 많은 질문들에 부닥치게 됩니다.
나는 왜 사는 거지?
대체 무엇을 위해 사는 거지?
어떻게 살아야 하는 거지?
하지만 사는 것에 '왜'라는 것은 있을 수 없습니다. 태어남을 선택한 것이 아니듯, 삶이 주어졌기에 사는 것일 뿐입니다. '어떻게, 무엇을 위해'라는 것은 부차적 질문들에 불과합니다. 하지만 아무리 고민해봐도 삶이 왜 이다지 고통스러운지, 어떻게 하면 벗어날 수 있는지 속 시원한 답은 어디에도 없습니다. 단지 알아낸 것은 모든 고통의 진원지는 '나'라는 것뿐입니다. 하여 이러저러한 의문과 답을 찾는 과정 끝에 최종적으로 도달하게 되는 질문은 한 가지입니다. "나는 누구인가?"

지금까지 던져진 모든 의문의 근원은 그것들의 주체 혹은 원인으로 보이는 '나' 자신에 대한 궁금증으로 귀결되는 것입니다. 모든 명상의 귀결점은 번뇌 망상의 근원인 '나 자신'의 정체(?)에 관한 것입니다. 즉 자아의 근원을 찾는 것입니다.

호흡이 몸의 각성에 영향을 미친다면, 이 근원적인 질문은 심리적인 각성에 훨씬 더 큰 영향을 미치게 됩니다. 하여 호흡보다 훨씬 강렬하게 내면 깊은 곳의 근원을 두드립니다.

그러면 '나는 누구인가?'라는 화두를 명상 내내 붙잡고 늘어져야 하는 것일까요?

그렇지 않습니다. '나는 누구인가?'의 질문은 한 번만 던지고, 나머지는 다른 생각들이 일어나는 것을 막는 데 집중해야 합니다. 명상 중에는 의심, 두려움, 걱정 등 온갖 잡념들이 끊임없이 일어나며 집중을 방해합니다. 대부분은 그런 생각들에 매달리지 않기 위해 일어난 생각들을 붙들고 씨름을 합니다. 그게 잘 안 되면 자책하고 괴로워하거나 멍하니 생각을 쫓아 가 버리기도 합니다. 생각과 싸워서 이기려고 하는 것은 부질없는 시도입니다. 너무 강력한 상대입니다. 생각의 나뭇잎들이 자랄 때 이쪽을 뜯으면 다른 잎이 금세 자라 버리니 잎을 건드려서는 소용이 없습니다. 뿌리를 잘라내야만 합니다.

생각이 일어나면 관심을 두지 말고 단지 지켜보며, 그러한 생각과 감정들이 대체 어디서부터 왔는지 자신의 내면을 더 깊숙이 들여다보아야 합니다. 그러면 어느 순간 그것들은 서서히 사라지게 될 것입니다. 즉 '나라는 생각'을 붙잡고 그것을 탐구하면서 다른 생각들이 그것을 흩트릴 여지를 주지 않도록 하는 것입니다.

그러면 '나는 누구인가?'의 질문은 명상의 언제쯤 던져야 하는 것일까요?

사전 준비도 없이 아무런 여건도 갖춰지지 않은 상태에서 뜬금없이 '나는 누구인가?'라는 질문을 불쑥 내뱉는 것은 아무런 의미가 없을뿐더러, 그저 허공에 흩어져 버릴 것입니다. 모든 궁금증에는 그 질문이 진지하게 솟아나는 순간이 있습니다. 그 적절한 시점에 질문이 던져지고 그 질문 속으로 자기 자신을 끌고 들어가야만 마음의 근원을 진정으로 타격하는 효과를 거둘 수 있습니다.

호흡이 안정되고 생각의 뿌리조차 느껴지지 않는 고요한 멈춤에 이르렀을 때, 마음속 깊은 곳이 밝은 빛으로 가득 차고 그 끝을 짐작할 수 없는 공간이 펼쳐질 때, 내가 알던 '나'라는 존재가 아무것도 행하지 않는데도 일어나는 이런 기이한 현상 앞에서 '나'와 동일시하던 육체가 분리되면서, "지금까지 내가 알고 있던 나는 대체 누구였던가?"라는 근원적인 궁금증이 폭발적으로 일어나게 되는 순간이 있습니다. '나'와 '육체' 사이에 간극이 생기고, 그 간극 사이로 "나는 누구인가?"라는 질문이 솟구쳐 오르는 바로 그 순간이 바로 심리적인 각성을 이끌어내야 하는 질문을 던져야 하는 순간인 것입니다.

명상으로 무엇을 얻어야 하는가? 대부분은 '행복'해지고 싶어서라고 말할 것입니다. 그러나 불교의 가르침에서 '불행과 고난'의 반대말은 '행복'이 아닙니다. 그것은 아무것도 일어나지 않는 '고요한 평온'의 상태에 가깝습니다. 달리 표현하자면 비어 있고 멈추어 있는 상태를 말합니다. 나를 힘들고 고통스럽게 만드는 생각과 감정의 주체라고 믿었던 것이 사실은 그 실체가 없음을 알게 되는 것입니다.

우리를 울고 웃기고 힘들게 만드는 온갖 생각과 감정의 파고들이 나의 의지와는 상관없이 절로 일어나고 사라지는 덧없는 것이라는 사실을 자각하기 위한 것입니다. 이 각성의 순간을 맞이하기 위해 내면의 깊은 곳에 자리 잡고 있는 마음의 민낯을 보고 또 들여다보는 것이 명상인 것입니다.

제14화
원습 타파와 자아 소멸

　알아차린 마음을 번잡스럽고 고통스럽게 만드는 집착과 번뇌는 대체 어디에서 비롯되고 어떻게 하면 벗어날 수 있을까요?

　모든 것은 마음으로부터, 더 직접적으로는 생각에서, 생각 중에서도, 내 마음, 내 생각, 내 것, 내 행위… '내가 생각과 행위의 주체'라는 자아의식으로부터 시작됩니다.

　마음속에서 '나'라는 생각이 일어나면 우리는 눈에 보이는 이 몸뚱어리가 곧 '나'라는 그릇된 동일화에 빠집니다. 즉 '나'라는 개체가 생겨나는 것입니다. 이로 인해 존재하지 않는 '나'가 견고한 실체로 받아들여지면서, 본시 모두 하나였던 이 세상이 나, 너 그리고 다른 대상으로 구별되는 이분법적 세계관으로 확장되는 착시가 펼쳐지는 것입니다. 그리고 이제 모든 집착과 번뇌 망상이 시작됩니다.

　왜? 나는 너무도 소중하니까요.

　이 모든 번뇌 망상으로부터 벗어나기 위해서는, 마음에서 일어난 '나라는 생각'의 진위 여부를 들여다보아야 합니다. 그래서 우리는 명상을 하는 것입니다. 명상 수행을 통해 마음속 깊은 곳의 본질을 쉬지 않고 규명해 들어가서, 결국 '나'라는 실체는 존재하지 않는다는 사실을 직접 체험해야만 합니다. '나'가 없음을 알게 되고, 하여 '나라는 생각'이 제거되고 나면, 존재하지 않는 '나'가 만들어낸 괴로움에 더 이상 시달리지 않게 될 것이기 때문입니다.

내면을 탐구하기 위해서는 '나는 누구인가?'에 대한 질문 이외의 다른 생각들은 모두 물리쳐야 합니다. 하지만 하나의 생각이 물러나면 금세 또 다른 생각이 뒤따릅니다. 생각의 일어남은 끝이 없습니다. 생각이 일어날 때마다 계속 물리치려는 시도는 도무지 끝이 없는 싸움처럼 보입니다.

하지만 분명한 사실은 그 끝은 있다는 것입니다.

그것은 일어나는 생각 그 자체에 휘둘리는 것이 아니라, 생각이 대체 어디로부터 일어나는가를 묻는 것입니다. 아무리 많은 생각이 일어나고 사라져도 상관할 바 아닙니다. 생각의 근원을 물고 늘어져야 합니다. 물론 쉬운 일이 아닙니다.

정신을 바짝 차리고 생각이 일어날 때마다 그 뿌리를 알아채려는 단호한 노력을 계속하다 보면, 모든 생각은 내면 깊은 저장소(藏識)에 오랜 세월 동안 켜켜이 쌓여왔던 원습(原習)[11]의 바닥에서 일어나고 있음을 알게 됩니다. 원습(原習)이란 '자아'가 싹 트고 자라는 토양의 역할을 하는 오염된 표층적 마음의 무더기입니다. 이것은 좁게는 현생에서 한 개체의 인성(人性)의 형성에 영향을 미치고, 넓게는 여러 생에 걸쳐 윤회하는 연속적인 의식의 흐름이 개체화되어 나타난 것입니다. 원습의 이 두터운 막(幕)은 우리

---

11. 마하르쉬의 진아론에 나오는 개념으로 장식에 저장된 카르마(업)가 특정 개체와 만나 구체화된 마음 작용을 말함

가 마음의 본성을 볼 수 없도록 늘 가로막고 있기 때문에 바닥까지 내려가 그 실체를 보아야 합니다.

당신이 만약 내면 깊은 곳 생각의 뿌리인 원습의 밑바닥에 도달하였다면, 다른 생각들은 모두 가라앉고 '나는 누구인가?'에 대한 근원적 질문만 남게 됩니다. 그리고 자신이 내면 아주 깊은 곳까지 이르렀음을 문득 자각하게 되는 순간을 맞이하게 될 것입니다. 더 이상 생각을 물리치려고 노력할 필요가 없는 상태가 되는 것입니다.

이렇게 다른 모든 잡다한 생각들을 가라앉히고 나면, 비로소 '나는 누구인가?'에 대한 모색을 시작할 수 있습니다. 이제 계속하여 '나는 누구인가?'에 대한 질문을 파고들어가야 합니다. 그러면 자신의 근원에 대한 자각이 더 깊어지고 강렬해지는 한편, 내면 깊은 곳에 켜켜이 쌓여 있던 두터운 원습의 막이 서서히 소멸되기 시작할 것입니다.

우리가 '마음' 혹은 '나'라고 잘못 인지하는 것들은 '불성'인 마음 본성이 내뿜는 빛이 원습의 막(幕)에 비치어 반사되는 것에 불과합니다. 따라서 원습이 소멸되면 그 빛이 투영될 화막(畵幕)이 없어지는 것이기 때문에 빛은 다시 '불성'의 바닷속으로 흡수되어 버립니다. 그것이 바로 인위적 노력이 필요 없는 상태라고 불리는 것입니다.

내면을 향한 자각이 이렇게 확고하게 자리를 잡고 나면, 더 이상의 노력은 오히려 역효과를 냅니다. 이때부터는 행위의 과정이 아니라 존재의 과정이기 때문입니다. 존재하려고 애쓰는 것이 아니라 애씀 없는 존재(effortless being)로 머무르게 되는 것입니다. 소위 '잠-꿈-생시' 세 가지 상태의 바탕이 되는 '뚜리야(Turiya)[12]'의 상태에 도달한 것입니다.

---

12. 깨어있고 꿈꾸고 잠자는 상태를 넘어선 번뇌가 소멸된 순수한 주시의 상태

이것이 라마나 마하르쉬[13]가 "명상하지 말고, 존재하라!"고 외치는 의미인 것입니다.

---

13. 라마나 마하르쉬(Ramana Maharshi, 1879~1950), 인도의 철학자. 17세에 깨달음을 얻은 뒤, 인도 아루나찰나에 기거하며 찾아오는 구도자들에게 평생 진아(眞我) 탐구를 설하였음

제15화
명상 시 피해야 할 마음가짐

　명상의 부작용에 관한 문의를 종종 받습니다. 마음의 평온을 얻고자 시작한 길에서 오히려 심신의 곤란을 겪고 있다는 사연들을 접하면 안타깝기 그지없습니다. 저마다 다른 사연과 다양한 증세들을 보여주고 있지만, 여러 사례들을 분석해보면 공통적으로 발견되는 원인이 있습니다.
　명상은 멈추고 내려놓고 마음속 깊은 곳을 관찰하기 위한 것입니다. 특히 수행으로서의 명상은 행위자와 그 욕망이 제거된 무심의 상태로 행해져야 합니다. 이루고자 하는 것이 있고, 성취에 대한 헛된 의도가 있고, 자신의 몸에 일어나는 변화에 집착하는 것은 욕망하는 행위의 주체가 있기에 그 어떤 수련도 올바른 길로 이끌어주지 못합니다. 따라서 명상과 호흡 수련에 임할 때에는 다음과 같은 세 가지 마음의 상태를 경계해야 합니다. 첫째는 '집착', 둘째는 '(사적인) 의도', 셋째는 '(과도한) 집중'입니다.
　첫째, 어떤 형태이든 무엇에 대한 것이든 '집착하는 마음'은 내려놓기와 비움의 행위를 바탕에 깔고 있는 명상의 취지와는 한참 거리가 먼 마음의 자세입니다. 수행의 성취에 대한 '집착'이 강할수록 수행의 성과를 단시간

내 얻으려는 욕심으로 기술적인 방편에 더 목을 매게 되고, 대부분 부작용으로 귀결되고 맙니다. 명상하는 마음의 출발부터 잘못된 것입니다.

둘째, '집착'까지는 아니어도 그 못지않게 경계해야 할 마음 자세가 '사적인 의도'를 가진 수행입니다. 예로 들어 호흡에 집중하여 쫓아가고 기의 흐름을 느끼고 조절하고 특정 징후에 대한 자기 암시를 주고 하는 것들은 '의도'를 가진 욕망의 행위이기에 올바른 명상이 될 수 없습니다. 비우고 내려놓는 것이 아니라 '의도'의 주체로서 자아(에고)를 더욱 견고하게 만들어 주는 결과를 초래하게 됩니다.

셋째, 명상에서는 '과도한 집중'을 경계하고 '최소한의 주의'를 유지하는 것이 중요합니다. 사실 '최소한의 주의'라는 것이 어느 정도를 말하는지 가늠하기가 쉽지 않을 수 있습니다. 앞서 '호흡 명상의 기본원칙'에서 '호흡을 쫓아가지 않고 지켜만 본다'고 한 것을 상기해보시면 그 어감이 전해지지 않을까 싶습니다. 따라서 명상에서는 ① 알아차림을 유지하는 최소한의 주의만으로, ② 어떠한 개입도 없이 마음의 작용을 지켜보면서, ③ 그 뿌리를 찾아 내면 깊은 곳으로 들어가는 것입니다.

어떠한 수련에서든 특정한 의도를 가지고 몸과 마음에 대한 과도한 집중을 유도하고, 호흡을 붙들고 의도적으로 조절하고, 자기 암시를 통해 의식적으로 징후를 이끌어내려는 시도는 올바른 명상의 방법이라 할 수 없습니다. 이런 특정한 '의도를 가진 집중'은 자아의 존재를 더욱 강화시키고, 자아의 욕망과 집착에 뿌리를 둔 호흡과 기의 순환은 결국 마음의 통제를 벗어나 심신에 부작용을 남기게 됩니다. 결국, 명상에 대한 온전한 몰입을 방해하여 아무런 진전을 얻지 못하게 됩니다.

시중에 범람하는 대부분의 명상서들과 많은 수련 기관에서 호흡에 대한 임의적인 조절, 고도의 집중과 암시들을 여과 없이 가르치고 있습니다. 심지어 일부 위빠사나 명상서에서 조차 유사한 내용을 다루고 있습니다. 이를 무작정 믿고 따라 하던 많은 수련자들이 부작용을 호소하고 있지만 책임 있는 처방과 해법을 제시하는 이는 없습니다.

어떤 형태로든 부작용의 증세로 고통을 겪고 계신 분이라면, 당장이라도 그동안 해오던 수련을 멈추어야 합니다. 명상과 수련 중에 품었던 모든 집착과 의도하는 마음도 내려놓아야 합니다. 집착과 의도를 내려놓으면 그 혼탁한 마음에 휘둘리던 기도 가라앉고 심신을 괴롭히던 증세로부터 벗어날 수 있습니다.

그다음에는 초심으로 돌아가 어떤 의도나 기대하는 마음도 없이 제가 '호흡 명상의 기본원칙'에서 알려드린 방법에 따라 편안하게 다시 시작하시기 바랍니다.

그럼에도 일상에서 증세가 지속된다면 행위만 멈췄을 뿐 마음속의 집착과 의도는 그대로 들끓고 있다는 반증입니다. 머릿속에서도 그에 대한 집착을 다 내려놓아야 부작용으로부터 온전히 벗어날 수 있습니다.

명상과 수련 과정의 부작용은 어떤 것들이 있으며 어떻게 다스려야 하는지에 관해서 다음 글에서 살펴보도록 하겠습니다.

제16화
상기병과 주화입마

 명상을 하면서 좋은 결과만 얻을 수 있으면 좋겠습니다만 안타깝게도 의외로 많은 분들이 부작용에 시달리고 있습니다. 대부분은 잘못된 호흡법을 따르거나, 수행의 성취에 대한 지나친 집착이 그 원인입니다. 어떤 부작용들이 있으며 어떻게 다스려야 하는지를 살펴보겠습니다.
 잘못된 호흡 명상의 대표적인 부작용으로 상기(上氣)와 주화(走火) 그리고 입마(入魔) 세 가지가 있습니다. 이 세 가지 증상은 모두 마음 다스림을 통해서만 근본 치료가 가능합니다.

상기(上氣)

 상기(上氣) 증세는 한마디로 기가 머리 쪽으로 몰려서 생기는 증상입니다. 선도 용어로 찬 기운을 올리고 더운 기운을 내리는 수승화강(水昇火降)을 해야 하는데, 거꾸로 뜨거운 화기가 위로 솟고 찬 기운이 내려가는 화승수강(火昇水降)에 빠진 것입니다. 한의학에서 말하는 화병과도 유사한데 증세는 훨씬 심각합니다.

대표적인 증세로는 얼굴이 달아오르고 두통이나 가슴 짓눌림 등 증상으로 불면증에 시달리게 되며 심할 경우 눈의 흰자위가 빨갛게 달아오르고, 기억력이 감퇴되기도 합니다.

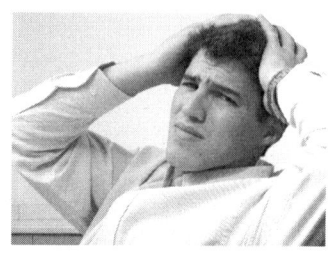

내면에 깊게 쌓여 있는 분노와 울화병, 기맥이 덜 뚫린 상태에서 일어난 기의 불안정한 폭주, 기수련의 성취에 대한 조급증과 집착 등 여러 원인이 있습니다. 강도 높은 수행을 용맹정진하시는 스님들이 의외로 많이 걸리시고요. 일반인도 체질에 따라 혹은 내성적이고 집착이 강한 분들이 걸리기도 합니다.

서로 다른 듯하지만 그 속을 들여다보면, 화병이든, 상단전의 기 몰림 현상이든 근본 원인은 모두 집착하는 마음에서 비롯된 것입니다.

기를 통제하는 것은 마음입니다. 그러니 마음을 제대로 모른다면 기 또한 제어할 수가 없게 됩니다. 수행이나 기수련 중에 상기증을 얻는 경우는 대부분 수행의 성취나 기의 각성에 지나치게 집착한 나머지 기의 흐름은 빨라졌으나 정작 기를 조절하는 마음공부가 그에 미치지 못하였기 때문입니다. 마음으로 기를 조절하는 것이 아니라 기의 흐름에 마음이 질질 끌려다니는 형국이 된 것입니다.

수행할 때 가장 나쁜 것이 조급한 마음과 분노입니다. 조급증과 분노는 욕망과 집착의 산물입니다. 욕망과 집착이 좌절될 때 화가 치밀고 분노의 감정이 일어나고 마음은 더욱 조급해집니다. 이런 상태에서 뜨거운 화기가 머리로 솟구치니 제어가 안 되는 것입니다.

생각해보면 너무나 당연한 현상입니다. 일상에서 그냥 화가 치밀어도 이를 조절하기가 쉽지 않은데, 늘 잡다한 생각으로 뜨겁게 달아올라 있는 머리에 이런 화기까지 덤으로 보태지니 상기된 기의 흐름을 어찌 마음대로 조절할 수 있겠습니까?

상기병의 고통에서 벗어나려면, 먼저 자신의 내면이 조급함과 분노로 들끓고 있지는 않은지부터 들여다보아야 합니다. 그다음 분노의 원인이 되는 욕망과 집착의 뿌리가 무엇인지를 찾아내야 합니다. 수행의 성취나 신통의 취득에 대한 갈망인지 아니면 현실을 벗어나고자 하는 허망된 욕망인지… 그것은 자기 자신만이 알 수 있습니다.

스스로 원인을 파악하셨다면 그 집착과 욕망하는 마음부터 다스려야 합니다. 그렇지 않고서 근원적인 치료는 불가능합니다. 물론 화기를 끌어내리는 임시 처방은 가능하지만 원인이 되는 마음의 상태를 고치지 않으면 증세는 언제라도 재발이 될 수 있습니다.

주화(走火)

상기보다 좀 더 심각한 증세가 주화(走火)입니다. 주화란 화(火)가 달아난다(走)는 의미인데, 말 그대로 화기가 순리대로 원활히 흐르지 않고 제멋대로 폭주하는 것을 말합니다. 화기가 머리에 그득 차서 내려오지 않는 것이 상기라면, 주화는 화기가 맥을 따라 제대로 흐르지 못하고 온몸에 불규칙하게 퍼져 나가면서 신체의 약한 부위나 기혈이 막힌 곳에 악영향을 미치는 현상을 말합니다.

그 결과 몸의 여기저기 불특정 부위에 기감(氣感)이 시도 때도 없이 나타나 심신에 큰 불편과 고통을 초래하게 됩니다. 과도한 기 수련이나 잘못된 호흡 수련을 하시는 분들 중에 의외로 주화 증세의 부작용에 시달리는 분들이 많습니다.

본인들은 쿤달리니 각성의 징후라고 믿는 경우가 많은데, 제가 보기에는 운기가 제대로 안 되는 주화 증세가 대부분이었습니다. 수행의 성취에 대한 잘못된 확신이나 집착을 버리지 못하다 보니 조언을 드려도 받아들이지 않는 경우가 많았습니다.

입마(入魔)

주화보다 더 심각한 것이 입마(入魔)에 빠지는 것입니다. 이는 상기나 주화 증세가 고질화되어 심신이 극히 허약해졌거나, 기수련과 호흡의 신통에 지나치게 집착할 경우에 주로 발생하게 됩니다.

최근에는 명상이나 수행의 효과를 단기간 내 극대화해준다며 유튜브 등에 무작위로 배포되는 검증되지 않은 영상이나 진동음, 주문 등을 활용하여 수련하시는 분들이 계시는데, 절대 삼가야 할 행동입니다. 명상과 수행에 지름길 따위는 없습니다.

여하튼 입마는 선도의 표현을 빌자면 말 그대로 마(魔)가 끼는 것이며, 무속의 표현을 따르자면 귀신(神)이 들린 것입니다. 불교에서 말하는 마장(魔障) 장애도 여기에 해당합니다.

상기병을 겪으면서도 계속하여 분노와 화를 다스리지 못하면, 마음에 증오심이 쌓이게 됩니다. 그것이 자신에게로 향하면 좌절과 자학의 감정에 빠지고 타인에게로 향하면 증오심과 공격성을 유발시킵니다. 온몸의 기는 차갑게 식고 마음은 더러운 탁기로 오염됩니다. 화가 났을 때의 감정 상태를 떠올려보면 얼마나 나쁠지 능히 짐작할 수 있을 것입니다. 이렇게 오염된 의식 상태로 소주천이니 대주천이니 기를 마구 돌리고, 백회가 열리고 하니 마구니[14]들을 불러들일 수밖에 없는 것입니다. 결국, 스스로를 사기(邪氣)에 노출시켜 입마(入魔)를 초래하는 것입니다.

치료(治療)

다행히 상기와 주화 증세는 마음 다스림과 기 순환을 병행한다면 어느 정도 스스로 치유가 가능한 증상입니다. 하지만 입마는 스승의 도움 없이는 원천적인 치료가 어렵고 그 과정도 쉽지 않습니다. 적격한 스승을 찾으시기를 권고드립니다. 선원의 기술자들이 아니라 제대로 불법선 수행을 하시는 분을 찾으셔야 합니다.

하여 제가 조언 드릴 수 있는 것은 상기와 주화의 초기 증세의 다스림에 관한 것까지입니다. 그 이상은 제 역량을 벗어난 것입니다.

첫째, 마음과 기를 동기화시키는 작업을 해야 합니다. 명상이나 기수련을 해보신 분이라면 마음을 집중하는 곳에 기가 모인다는 것쯤은 다 아실 것입니다. 마음 가는 곳에 기가 따라가는 것임을 명확히 체험으로 알고 계신다면 기를 제어할 준비가 된 것입니다.

둘째, 머리 쪽에 몰린 기를 몸의 하단전에 집중하고 아래로 끌어내려야 합니다. 단전을 인지하기 어렵다면 복부나 배꼽 등의 특정한 위치에 마음을 두고 시작하여도 됩니다. 그리고 머리에서부터 그곳까지 하나의 통로로 연결되어 있다는 상상을 하면서, 그 통로를 통해 기가 머리에서 내려와 목과 가슴을 통과해서 아랫배로 내려오는 모습을 마음으로 관상합니다. 그 과정에서 기가 목과 가슴을 통과할 때 묵직한 자극이나 압박이 느껴진다면

---

14. 마귀, 마왕 등을 뜻하는 말로 불교에서는 형상을 가진 실체라기보다는 생각이 만들어낸 번뇌와 갈등을 일으키는 나쁜 마음을 의미

실제로 기가 내려오고 있는 것입니다. 상단전의 기감이 서서히 사라질 때까지 이를 반복하면 됩니다. 이를 다스리는 자세한 호흡법은 다음 글에서 설명해 드리도록 하겠습니다.

셋째, 좌선과 더불어 동선을 병행함으로써 더 빠른 효과를 가져올 수 있습니다. 흔히들 앉아서 하는 좌선만을 명상의 전부라 생각하는데 이는 틀린 말입니다. 좌선(坐禪)과 동선(動禪)[15]의 균형을 맞출 때 최선의 정진이 이루어질 수 있습니다. 본시 마음은 고요(靜)히 하고 몸은 바삐 움직(動)여야 합니다. 하지만 평소 우리 마음은 온갖 잡념으로 들끓고 몸은 편안함만 탐닉하며 거꾸로 움직이고 있으니 어찌 몸과 마음이 고달프지 않을 수 있겠습니까? 그러니 심신의 밸런스를 회복하기 위해서는 운동을 하든, 봉사활동을 하든, 채소밭을 가꾸든 생각을 줄이고 몸을 부지런히 움직여야 합니다. 그래야 좌선 명상과 기운행 시 더 빠른 효과를 얻을 수 있습니다.

만약 이렇게 하는데도 차도가 없다면, 본인이 집착의 끈을 전혀 내려놓지 못하고 있거나 상기와 주화 증세가 너무 고질화된 것입니다. 스스로 치료가 힘든 상태이니 적격한 스승을 찾아 도움을 청하여야 합니다.

다시 한번 강조하거니와, 기(氣)는 말(馬)이며, 마음(心)은 기수(騎手)입니다. 마음을 알아야 기를 다스릴 수 있습니다.

올바른 명상법에 따라 제대로 차근차근히 명상 수행의 길을 가다 보면, 저절로 기맥이 열리고 기의 흐름에 자연스럽게 내맡기다 보면, 쿤달리니의 각성도 일어나고, 신통이 일부 열리기도 하고 그런 것일 뿐입니다. 그 자체가 목적이 되어서는 안 됩니다.

---

15. 일상에서 언제 어느 곳에서나 몸을 움직이면서 하는 참선

그래도 방편의 유혹에서 미련을 버리지 못하시겠다면, 기의 각성이나 쥐꼬리만 한 신통을 얻었다고 해서 대체 내 삶에서 달라지는 게 뭐가 있는지를 스스로에게 자문해 보셔야 합니다.

마음 수양 없이 신통에만 매달리는 수행은 결국에는 심신의 부작용만 남길 뿐임을 명심 또 명심해야 하겠습니다.

제17화
기순환 호흡의 원리

호흡으로 망가진 심신은 올바른 호흡과 마음 비움 명상으로 회복할 수밖에 없습니다. 해서 기순환을 원활하게 만들기 위한 호흡의 방법과 그 원리를 설명해 드리도록 하겠습니다. 이 호흡법은 특히 기순환의 불균형으로 상기(上氣)나 주화(走火) 증세에 시달리는 분들에게 권해드립니다.

우리 몸에는 여러 형태의 기순환 채널이 있습니다.

한의학과 선도수련에서는 경락(經絡)이라 칭하며 주요 경로로는 임독맥(任督脈)이 있으며, 요가에서는 나디(nadi)라 부르며 주요 경로에는 척추 중앙의 수슘나(suṣumnā)와 좌우로 이다(ida) 및 핑갈라(pingala)가 있습니다. 뭐라 불리든 우리 몸 내부에서 기가 흐르는 통로의 역할을 하며, 이곳으로 기가 원활하게 흘러야 심신이 편안하게 됩니다.

이때 기가 순환 채널을 통해 원활히 흘러갈 수 있도록 자극을 주는 것이 바로 호흡입니다. 따라서 호흡은 명상의 도구일 뿐만 아니라 기경팔맥을 두드려 순환을 촉진하는 원동력이 됩니다.

본시 뜨거운 화기는 상승하기 쉽고, 차가운 수기는 하강하기 쉽습니다.

해서 그대로 두면 머리는 화기로 뜨거워지고 배와 손발은 냉해져서 몸의 균형이 망가지는 것입니다. 이렇게 몸의 균형이 무너졌을 때 호흡을 통해 수기를 상승시키고, 화기를 끌어 내리는 수승화강 기순환 호흡으로 이상적인 균형 상태를 되찾게 할 수 있습니다.

한의학적으로는 신장(腎腸)이 차가운 수(水)의 기운을 관장하고, 심장(心腸)이 뜨거운 화(火)의 기운을 맡고 있습니다. 신장에서 차가워진 기운을 등줄기 독맥(督脈)을 타고 위로 밀어 올리고, 심장에서 뜨거워진 기운을 가슴 임맥(任脈)을 타고 끌어 내리면 인체의 신진대사가 균형을 회복하게 되는 것입니다.

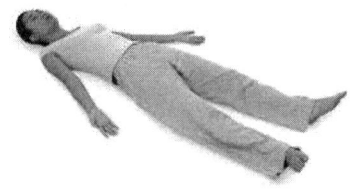

그런데 사람마다 체질이 달라 어떤 이는 심장이 강하고 어떤 이는 신장이 강하여 서로 균형이 맞지 않습니다. 해서 원활한 기순환을 위해서는 심(心)과 신(腎)의 안정을 되찾는 일종의 준비운동을 선행하신 후 호흡에 들어가셔야 제대로 효과를 볼 수 있습니다.

심(心)과 신(腎)의 균형을 찾는 가장 손쉬운 방법은 다음과 같습니다. 편안하게 누운 상태에서 발을 어깨너비로 벌리고, 양손은 45도 정도로 뻗은 채 손바닥이 하늘을 보게 내려놓습니다. 몸에 긴장을 풀고 편안하게 누운 상태로 입을 닫고 코로만 호흡하시면 됩니다. 이 동작은 심(心)과 신(腎)이 균형을 회복하여 기순환에 적합한 상태로 몸을 준비시켜 줍니다.

또한, 숙면에도 도움이 되니 평소 잠자리에 들기 전에 10분 정도 하시면 효과를 보실 수 있습니다.

마음이 안정되셨다면, 좌정하셔서 본격적인 호흡에 들어가시면 됩니다.

첫째, 호흡은 숨을 깊고 고요히 하되, 들숨은 기운이 끊어지지 않게 힘차게 들이쉬고, 날숨은 약하게 천천히 내쉽니다.

둘째, 순호흡으로 들숨에서는 아랫배를 충분히 부풀리며 들이쉬고, 날숨에서는 아랫배를 오므리며 내쉽니다.

셋째, 마음은 코끝이나 아랫배에 집중하되, 호흡의 들고 남의 흐름을 시작부터 끝까지 지켜보면서, 몸이 반응하는 과정을 놓치지 않고 지켜봅니다.

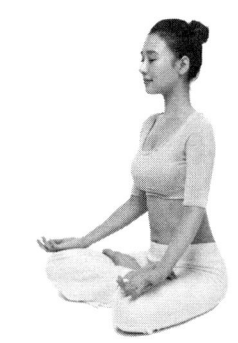

이때 호흡의 길이는 평소보다는 좀 길게, 가장 긴 호흡의 7~8할 정도의 길이면 적당합니다. 어떤 곳에서는 호흡을 최대한 길게 늘이거나 참으라고도 하는데, 이는 옳은 방법이 아닙니다. 명상이나 호흡은 극기훈련이 아닙니다. 호흡은 가능한 편안해야 합니다.

그러면 호흡이 대체 어떻게 기순환을 자극하는 것일까요?

여러 곳에서 수승화강을 이야기하지만, 대체 호흡이 어떻게 기 순환을 촉진시키는지 구체적으로 알려주는 곳이 별로 없고, 인터넷에 잘못된 호흡법들이 일종의 테크닉처럼 전파되고 있어, 많은 분들이 부작용에 노출되고 있습니다. 해서 호흡과 수승화강의 작용 원리를 바로 이해하셔서 잘못된 호흡이나 기수련으로 고통을 겪는 분들이 없기를 바라는 마음에서 이 호흡법을 공유 드리는 것입니다.

호흡을 하실 때 수승화강이 어떻게 작용하는지를 면밀히 관찰해 보시면, 들숨에서 수기(水氣)의 상승이 일어나고, 날숨에서 화기(火氣)의 하강이 일어남을 발견하실 수 있을 것입니다. 만약 그렇지 않다면 역호흡이 발생

했거나 뭔가 잘못되고 있는 것입니다.

　말이 나온 김에 역호흡(逆呼吸)에 대해서도 잠시 살펴보면, 역호흡은 순호흡과 반대로 들숨에 배를 수축하고, 날숨에 배를 부풀리는 방식인데, 축기(蓄氣)가 아니라 운기(運氣) 시 사용하는 호흡법입니다.

　우리가 무거운 물건을 집어 올리려고 힘을 집중할 때, 숨을 들이쉬면서 배에 힘이 잔뜩 들어가고 급수축되지 않습니까? 그게 바로 역호흡입니다. 그래서 태극권과 같은 무공 수련에서 역호흡이 널리 사용되는 것입니다. 이와 같이 기운을 쓸 때 사용하는 역호흡을 일상에서 지속한다면 당연히 몸에 굉장한 무리가 오고 부작용을 초래할 수밖에 없는 것입니다. 그러니 수행 시 절대 역호흡을 하시면 안 됩니다.

　각설하고 본론으로 돌아와서, 기호흡에서 들숨은 차가운 기운을 상단전으로 밀어 올리는 일종의 펌프(?)의 역할을 합니다. 그래서 들숨은 고요하지만 강하고 끊김 없이 들이쉬어야 합니다.

　반대로 날숨은 화기가 용이하게 하단전으로 내려올 수 있도록 체내 압력(?)을 낮추어주는 역할을 합니다. 그래서 날숨은 천천히 조금씩 내쉬어야 합니다.

　호흡이 제대로 되고 있다면, 아랫배에 뭉쳐 있던 차가운 기운이 등줄기의 독맥을 타고 상승하게 되며, 등줄기에 서늘한 기운이 느껴지고 머리가 시원하게 맑아지게 됩니다. 이를 지속하면 머리의 화기가 임맥을 타고 목과 가슴을 거쳐 하단전으로 하강하게 되며, 아랫배와 손발이 따뜻해지게 됩니다.

　초기에는 화기가 목이나 가슴에서 막혀 더 이상 내려가지 않는 경우도 있을 것입니다. 괘념치 말고 지속하면 막힌 기맥이 서서히 뚫리고 점점 더 아래로 끌어내릴 수 있게 됩니다.

사실 기(氣)라는 것은 별다른 노력을 기울이지 않아도 우리 몸 안에서 자연스럽게 흘러가야 정상입니다. 하지만 현대 사회에 와서 여러 가지 요인으로 심신의 균형이 깨지면서 기맥이 막혀 그 흐름이 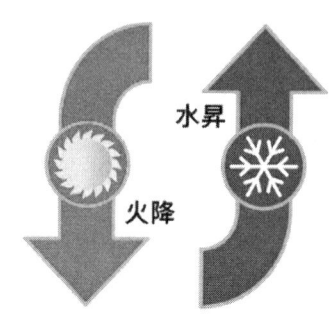 순탄치 않게 된 것입니다. 여기에 명상과 수행에 대한 과욕이나 호기심으로 잘못된 호흡법을 사용하면서 기맥을 넓히기보다는 기의 흐름만 촉진하다 보니 기가 폭주를 하면서 많은 부작용이 생기는 것입니다. 그러니 욕심을 다 내려놓고 마음을 편안히 비우고 알려드린 안전한 호흡을 규칙적으로 하시다 보면 자연스럽게 기의 흐름이 제자리를 찾아가게 될 것입니다. 이것이 제가 알려드리는 기순환 호흡법의 핵심입니다.

하지만 이는 상기나 주화 증세에 시달리는 분들을 돕기 위해 치유의 방법으로 알려드린 것이지 일반적인 명상 호흡의 방법으로 권해드린 것이 아님을 유념하셔야 합니다. 알아챙김 명상을 목적으로 하시는 분이라면 굳이 이 호흡법을 따라 하실 필요가 없으며, 제가 앞서 '호흡 명상의 기본 원칙'에서 알려드린 방법에 따라 수행을 하시는 것이 바람직합니다.

제18화
좌선(坐禪) 그리고 동선(動禪)

명상에는 여러 방편이 있습니다. 물론 앉아서 하는 좌선이 가장 대표적이며 기본이 되는 방법입니다. 그외에도 서서 하는 입선, 걸으면서 하는 행선, 누워서 하는 와선 등이 있습니다. 명상이 일정 수준에 이르면 밥을 먹거나 차를 마시거나 일상에서 행하는 모든 행위를 대상으로 명상을 넓혀나갈 수 있게 됩니다.

옛날 조사들이 "먹을 때는 먹고, 잘 때는 잔다."고 하는 선의 진정한 의미가 이를 말하는 것입니다. 이런 수준까지는 아니어도 우리는 잠에서 깨어 다시 잠 자리에 들 때까지 행하는 모든 것을 대상으로 명상을 넓혀나갈 수 있습니다. 이와 같이 일상의 행위 속에 명상의 알아챙김을 적용해나가는 위빠사나 명상법의 하나로서 동선(動禪)을 소개드리고자 합니다.

동선(動禪)의 본래 의미는, 일정한 격식을 갖춘 몸동작을 통해 명상과 선을 행하는 것을 말합니다. 움직이며 행하는 선(禪)이라 불리는 태극권과 같은 무도의 수련을 예로 들 수 있겠고 또는 원불교나 수련센터에서 좌선의 전후에 행하는 몸의 긴장을 푸는 동작을 칭하기도 합니다. 하지만 제가 여기에서 사용하고자 하는 의미는, 격식을 갖춘 특정한 동작을 통한 수련이 아니라, 일상의 생활 속의 어떤 구체적 행위에 명상을 접목하는 것을 말합니다.

즉 일상의 모든 행위 속에서 알아챔김을 유지하는 것이 위빠사나 라면, 제가 말하는 동선(動禪)은 일상에서 몸을 써서 하는 특정한 행위에 명상을 접목하는 것이라 보시면 됩니다. 이를 위해서는 자신이 좋아하는 활동 중에서 잡념 없이 집중할 수 있는 것을 선택하여 동선의 대상으로 삼아서 하시다가, 점차 그 대상을 다른 행위로 확대하시는 것이 좋습니다.

행위에 선을 접목하기 위해서는, (1) 반드시 몸을 써서 하는 것으로, (2) 일정 시간 이상 몰두할 수 있고, (3) 단순 반복적인 동작으로 구성된 것이어야 합니다. 그리고 동선 중에는 모든 생각을 내려놓고 행위에만 집중해야 합니다.

뜨개질이나 공예를 하거나 화초나 텃밭을 가꾸거나, 악기를 연주하거나, 운동이나 무술 수련을 하거나, 사경(寫經)이나 요가를 하실 수도 있겠고.. 등등 여러 방편이 선택 가능합니다. 소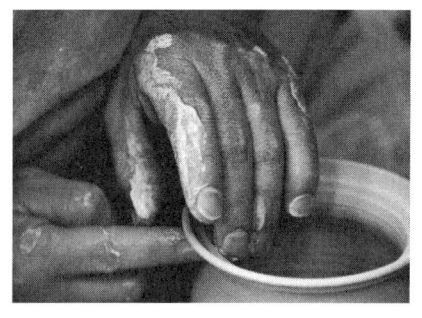위 말해서 삼매경에 빠져서 시간 가는 줄 모르고 몰입할 수 있는 그 무엇을 찾아서 하시면 되는 것입니다. 그렇다고 음주가무나 오락과 같은 말초적 행위를 대상으로 해서는 곤란하겠지요.

제 블로그 이웃들 중에 경전 사경을 하시는 분도, 요가를 하시는 분도, 무술과 검도 수련을 하시는 분도 계십니다. 그런 행위 속에 명상의 비움과 집중 그리고 알아챙김을 적용하신다면 앉아서 하는 좌선에 못지 않은 훌륭한 효과를 거두실 수 있는 것입니다. 동선(動禪)은 특히 이런 분들께 권해 드립니다.

첫째, 생업에 바빠 마음은 있지만 따로 시간을 내어 좌선 명상을 하기 쉽지 않은 재가 수행자들이 대안으로 선택할 만한 명상의 방법입니다. 자신이 하는 생업과 관련된 어떤 것이거나 취미나 일과 후 활동으로 하시는 것에 비움과 집중 그리고 생각의 내려놓음 같은 명상을 접목하시는 것입니다.

둘째, 명상시 망상의 다스림과 알아챙김에 어려움을 겪고 있거나 혹은 지나친 집중과 강한 호흡의 부작용으로 상기나 주화의 부작용에 노출된 분이라면 좌선을 중단하고 일상에서 동선을 통해 진정을 시킬 수 있습니다.

셋째, 좌선은 잘될 때도 안될 때도 있습니다. 잘 안될 때 자리만 깔고 앉아 있기 보다는 몸을 써서 하는 동선을 병행한다면, 들끓는 잡념을 가라앉히는데 매우 효과적입니다. 또한 체력적으로도 보완이 되어 좌선으로 돌아갔을 때 집중력을 향상시켜 줍니다.

평소 우리의 머리는 늘 잡념과 망상으로 들끓고 몸은 게으름을 좋아하니, 머리 속을 차분히 가라 앉히려면 몸을 바삐 움직이는 것이 좋습니다. 그래서 좌선이 잘되든 못되든 동선(動禪)을 병행하시면 명상의 효과를 더욱 높여줄 수 있는 것입니다.

처음에는 낯설고 힘들겠지만 어느 순간에 이르면 부지불식간에 매사에 알아챔을 하고 있는 자신을 발견하게 될 것입니다.

제19화
오개(五蓋), 명상의 다섯 가지 장애

명상과 수행을 방해하는 장애로 다섯가지 덮개, 오개(五蓋)가 있습니다. 다섯가지 장애는 (1)탐욕(欲愛), (2)악의(瞋恚), (3)혼침과 나태(昏沈) (4)불안과 근심(掉悔) (5)가르침에 대한 의심(疑法) 이 그것들입니다.

탐욕은 감각적 욕망을 말합니다. 갈애를 수면시키지 못한 마음에서 감각적 욕망은 언제든지 불 처럼 일어납니다. 불쑥 불쑥 솟아나는 이 모든 욕망들을 무조건 억누를 수 만은 없습니다. 그것들이 어디에서 일어나고 내 마음이 그것들에 어떻게 반응하고 집착하게 되는지를 분명히 알아 차려야 합니다.

악의는 적의, 증오, 반감 등 싫어하고 미워하는 마음 입니다.
탐심과 마찬가지로 이러한 부정적 감정은 억누르기 보다는 그것이 어떻게 생겨나는지 바라보면서 관찰해야 합니다. 근본적으로는 자애 명상을 통해 부정적 감정을 정화시켜야 합니다.

혼침과 **나태**는 집중을 잃고 멍한 상태에 빠지는 것입니다.

수행 중 권태감과 나른함에 빠져서는 분명한 알아차림을 유지할 수가 없습니다. 알아차림 없이 멍하니 앉아만 있는 것은 명상도 그 무엇도 아닙니다. 차라리 산책을 하거나 세수를 하고 기분 전환을 한 뒤에 다시 시작하는 것이 낫습니다.

불안과 **근심**은 잡념 속에 헤매이는 것입니다. 들뜬 마음에서 잡념이 생겨나면 불안과 근심에 끊임없이 시달리게 됩니다. 이럴때는 떠오르는 생각이나 감정에 빠져 무엇이 '나쁘다' 혹은 '좋다' 판단하지 말고, 그 감정에 어떻게 일어나고 내 마음이 그것에 어떻게 반응하는지를 관찰하여야 합니다.

의심은 가르침에 대한 확고한 믿음이 없이 흔들리는 것입니다.

우유부단하고 의심하는 마음을 극복하는데 지름길은 없습니다. 꾸준한 교학을 통해 지식을 넓히고 실참 수행을 통해 마음의 심오한 기능에 대한 이해를 더 깊게 만들어 나가야 합니다.

명상과 수행의 길을 가로 막는 장애물들은 내 안에 그리고 주변에 널려 있습니다. 잠시만 방심하면 숨어있던 것들이 불쑥 튀어나와 길을 막아서고 심지어 뒷 걸음을 치게 만듭니다. 다섯 가지 장애 중에서 탐욕과 악의는 계(戒)를 방해하고, 불안과 근심은 정(定)을 방해하고, 혼침과 나태는 혜(慧)를 방해하고, 의심은 사성제(四聖諦)를 믿지 못하게 하여 결국 해탈지견(解脫知見)을 얻지 못하게 만든다고 했습니다. 따라서 수행자라면 이 다섯 가지 장애를 반드시 물리쳐야 합니다. 그렇지 않으면 수행에서 좀처럼 진전을 이루지 못하게 됩니다. 만약 당신이 "꾸준히 명상을 하는데 도대체 왜 발전이 없는 거지?"라는 생각이 든다면, 자신이 수행 장애를 잘 극복하고 있는지부터 돌아 보아야 합니다.

사실 이러한 다섯 가지 장애들은 우리가 살아 가면서 늘상 부딪치는 마음의 걸림돌이기도 합니다. 이것들에 한번 압도되면 겪지 않아도 될 불필요한 심적 고통에 시달릴 수 밖에 없습니다. 따라서 이의 극복은 수행에 있어서뿐만 아니라 **일상의 삶을 행복하게 만들기 위해서도** 꼭 필요한 것입니다. 그러니 수행을 하지 않더라도 반드시 다스려야 할 심리상태인 것입니다.

그럼 오개(五蓋)는 대체 어떻게 다스려야 할까요? 다섯 가지 장애는 다섯 가지 능력, 오력(五力)으로 극복할 수 있다고 합니다. 오력이란 믿음(信), 노력(精進), 마음챙김(念), 집중(定), 통찰지혜(慧)의 다섯 가지 입니다. 가만히 살펴보면 이 다섯 가지 능력은 모두 정신적인 영역에 해당함을 알 수 있습니다.

결국 마음의 장애는 마음 다스림을 통해서만이 가능하다는 것입니다. 그래서 명상과 수행을 방해하는 장애가 무엇인지 파악하였다면, 그 장애를 때려 잡기 위해 다시 자리를 깔고 앉아 명상으로 돌아가야 하는 것입니다.

> 마음속의 다섯 가지 덮개를 벗기고, 온갖 번뇌를 제거하여 의지하지 않으며, 애욕의 허물을 끊어버리고, 무소의 뿔처럼 혼자서 가라. (숫따니빠다, 코뿔소의 경 중에서..)

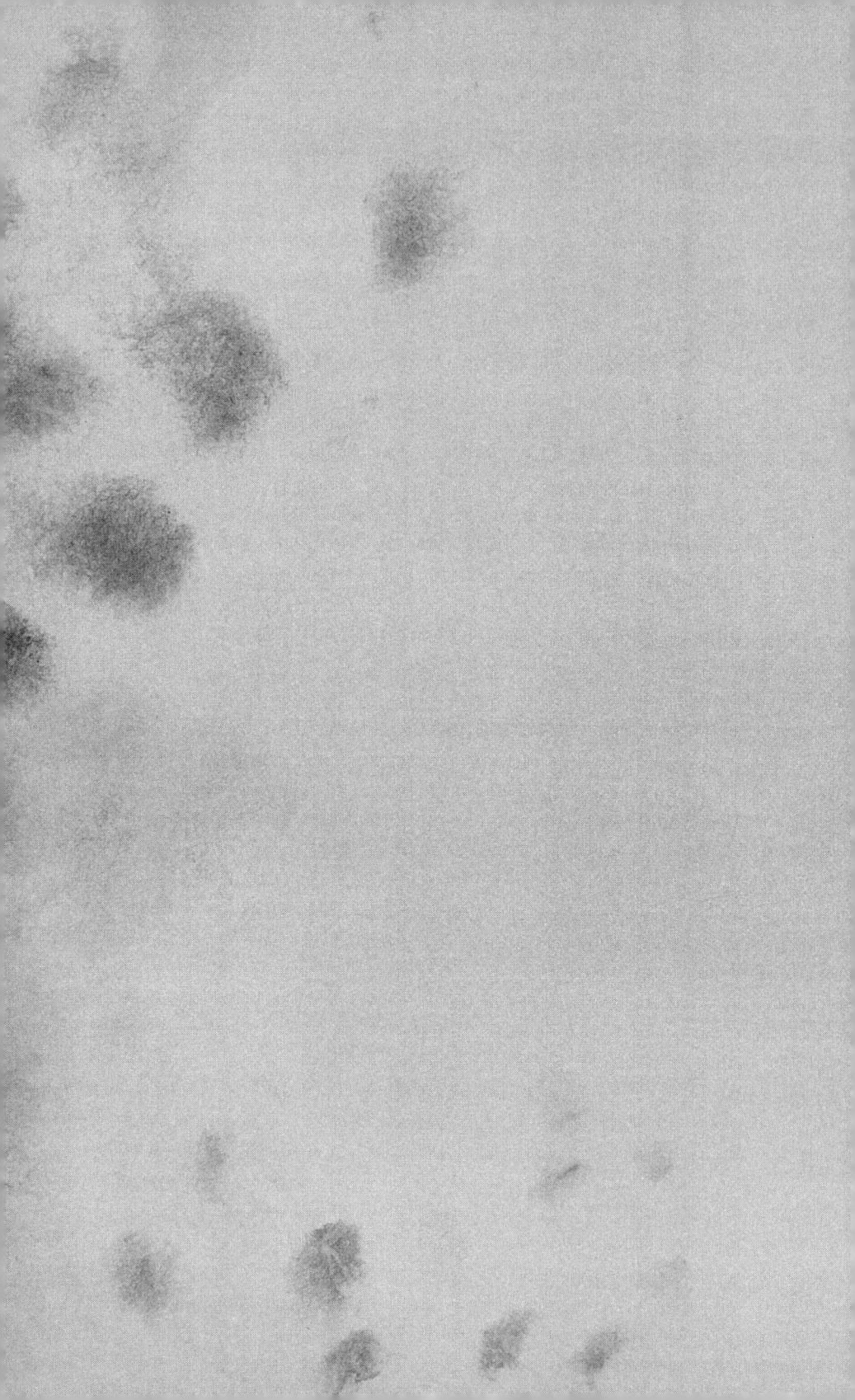

제3장

기(氣)와 쿤달리니

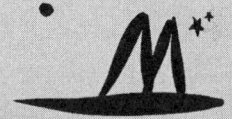

제20화
기(氣)와 쿤달리니

기순환에 대해 이야기를 하게 되면 가장 많이 받게 되는 질문이 '기와 쿤달리니는 어떻게 다른가요?'에 관한 것입니다. 명상이나 수행하시는 분들이라면 한 번쯤 품어 본 질문일 것입니다.

어떤 곳에서는 서로 전혀 다른 것이라 하고, 어떤 곳에서는 같은 것이라고 하니 명상 수련을 하시는 입장에서는 혼란스러울 수밖에 없을 것 같습니다. 해서 좀 정리를 해드리고자 합니다. 이 문제를 올바로 이해하려면 먼저 기와 쿤달리니가 깃든 우리 몸이라는 생명체가 어떻게 구성되고 어떻게 작동하는지 그 원리부터 이해하여야 합니다.

본시 생명이 있는 존재는 모두 영혼육(靈/魂/肉) 또는 정신체(精/神/體)로 구성되어 있습니다.

이 중에서 영(靈) 혹은 정(精)은 인도 철학의 아트만, 진아, 불교의 불성을 말하는 것으로, 인간의 가장 내밀한 마음의 근본 바탕이 되는 본성을 의미합니다. 이는 어떠한 의식 작용도 없는 태초의 근원과 같은 본바탕이기에 존재로서 개체성이 없는 상태입니다. 우리가 명상으로 발견하고자 하는 마음의 본성도 바로 이것입니다.

하지만 영(靈)이 혼(魂)과 결합하여 영혼(靈魂)이라 불리거나, 정(精)과 신(神)이 합쳐져 정신(精神)이라 표현될 때는 개체성이 부여된 개념이 되어 버립니다. 혼(魂)과 신(神)은 인간의 육체를 만나 생명활동을 시작하게 되면서 생겨나는 인격적인 성질을 지닌 것으로 보기 때문입니다.

즉 영(靈)과 정(精)은 의식의 본체(體), 혼(魂)과 신(神)은 의식의 작용(用)으로 보는 것입니다.

하지만 영혼(靈魂) 혹은 정신(精神)이 무어라 불리든, 그것은 아직 생명현상을 갖춘 물질적인 존재로 형상을 갖추지 못하였습니다. 물질적인 실체를 위해서는 육체(肉體)가 필요하며, 생명현상을 가지기 위해서는 생기체(氣)가 더해져야 합니다. 그래야 불교에서 말하는 의식과 물질로 이루어진 오온(五蘊)의 덩어리인 명색(名色)의 틀이 갖추어지는 것입니다.

이때 생명활동의 근원이 되는 생기체(氣)가 바로 기(氣)에 해당합니다. 기(氣)는 일종의 생체 에너지라고 할 수 있습니다. 氣의 한자 어원을 살펴보면, 공기 气에 쌀 米가 더해진 것이니, 한자의 氣는 '공기와 곡식이 만나 생기는 것'이라는 어감으로 만들어진 글자임을 미루어 짐작할 수 있습니다.

세부적으로 살펴보면, 기는 크게 호흡의 기운인 종기(宗氣), 음식의 기운인 영기(營氣), 둘의 결합에 의해 생성되고 신체 곳곳을 순환하며 지켜주는 위기(衛氣) 그리고 영이 육체에 깃들기 전에 본래 갖고 있던 기운인 선천원기(先天元氣)의 네 가지로 나누어 볼 수 있습니다. 이 중에서 선천원기가 소위 쿤달리니에 해당하는 것입니다.

이와 같이 쿤달리니(Kundalini)는 넓은 의미에서는 기(氣)의 범주에 포함되지만, 그 근원과 속성 및 작동 원리에서는 전혀 다른 성질의 것입니다. 그래서 같기도 하고 다르기도 하다고 말하는 것입니다.

그러면 기와 쿤달리니는 어떻게 다른 것일까요?

우리가 일반적으로 말하는 기(氣)가 후천적으로 생성된 것이라면, 쿤달리니는 영이 본래 지니고 있던 선천적 근원적 기운에 해당합니다.

기(氣)는 우리의 몸 구석구석을 네트워크처럼 촘촘하게 연결하고 있는 내분비선과 경락의 미세한 경로를 따라 일정 주기로 계속 순환하며 육체의 생명활동을 원활하게 만들어 주는 작용을 합니다. 우리가 움직이든지 잠을 자든지 그 순환은 항상 이루어집니다. 만약 이 경로에 이상이나 변형이 생겨 에너지가 잘 통하지 않게 되면 그 부위가 약해지거나 병이 들게 되는데, 그것이 바로 기순환 장애인 것입니다.

또한, 기(氣)는 몸의 생명활동이 시작되면 스스로 생성되고 움직이게 되지만, 호흡이나 음식의 조절 및 수련을 통해 우리 자신이 그 흐름에 영향을 미칠 수도 있습니다. 해서 호흡을 통해 순환을 조절하는 기공(氣功)이 가능한 것입니다.

반면에 선천원기(先天元氣)인 쿤달리니는 영(靈)의 근원에서 비롯되었지만 특정 개체와 만나 생명활동의 근원으로 자리 잡은 것입니다. 그러다 보니, 우주의 본원적 에너지의 일부인 동시에 한 개체의 생명의 근간이 됩니다. 하여 하나의 생명이 수태되어 수정란을 이루고 세포 분열을 일으켜 장기, 뼈, 신경 등으로 나누어지고 오장육부(五臟六腑)로 분화될 때, 그 기운의 일부를 신체 주요 기능과 오장에 나누어 주고 본래의 에너지는 하단전에 잠들게 됩니다. 그리고 하단전과 신체 주요 부위에 저장된 기운들은 한 개체가 평생을 살아가는 동안 은밀히 교류하면서 생명활동의 근간이 되어 줍니다.

그러나 보니 쿤달리니는 우리가 원한다고 해서 마음대로 통제할 수 있는 성질의 것이 아닙니다. 게다가 쿤달리니 에너지는 그 자체로는 경락(혹은 나디)을 운행하지 못합니다. 그래서 운동성을 얻기 위해서는 기(氣)의 형태로 변화시키는 기화(氣化) 작용을 먼저 일으켜야 합니다. 우리가 통상 쿤달리니 각성이라고 하는 것은 바로 이 기화(氣化) 작용을 통해 쿤달리니가 샥티(Shakti)[16] 에너지화(化)되는 것을 의미하는 것입니다.

쿤달리니를 샥티 에너지로 기화(氣化)시키는 것은 특정한 파동의 주파수가 쿤달리니의 표면을 세차게 두드릴 때 발생하게 되는데, 그 파장은 두 가지 마음 상태에서만 생성됩니다.

첫 번째는, 탐진치를 제거하고 자아가 완전히 소멸한 적멸에 들거나, 죽음을 불사하는 철저한 수행 끝에 의식이 완전히 고갈된 상태에 이르는 경우입니다.

두 번째는, 죽음의 상태나 그에 비견할 만한 충격으로 완전히 혼절한 상태에 이르는 경우입니다.

쉽게 말하자면 진정한 깨달음을 얻었거나, 임종의 순간 나타나는 절대 평정의 텅 빈 상태(寂靜)가 만들어 내는 파동과 주파수만이 쿤달리니와 공명하여 잠든 쿤달리니를 온전히 각성시킬 수 있는 것입니다.

이를 쿤달리니 요가에서는 '음(陰)의 기운인 이다와 양(陽)의 기운인 핑갈라가 완전한 균형상태에 도달했을 때'라고 표현하고 있습니다. 일반적으로 우리가 명상을 통해 완전한 선정(삼매)에 든다면 이런 상태가 나타날 수 있습니다.

---

16. 우주의 여성적 창조력을 뜻하는 원초적 에너지를 의미하며, 쿤달리니가 영적 에너지화한 것을 의미

수행으로 이룬 적정(寂靜)의 상태는, 죽음을 불사하는 용맹정진으로 완전한 심신의 고갈 상태에 이르렀을 때 쿤달리니가 깨어나 무아와 비이원성을 몸으로 체험하고 적멸의 길로 한 걸음 더 올라서는 사례를 현실에서 찾아볼 수 있습니다. 그러나 죽음으로 만들어지는 적정(寂靜)의 상태는, 경험으로 이야기할 수 있는 것이 아니기에 설명이 쉽지 않습니다. 굳이 유사한 예를 들자면, 사람이 죽을 때 혼과 백이 다시 만나 육신을 벗어난다는 말은 많이 들어 보셨을 것입니다. 그것이 바로 임종의 순간 쿤달리니가 상승하여 혼과 다시 합일하게 되는 것을 말하는 것입니다.

드물게는 이러한 조건을 충족하지 못했음에도 자연 상태에서 유사 체험을 하는 경우도 있습니다. 그것이 전생의 공덕이나 업과인지 아니면 타고난 심성이 너무도 깨끗하여 그러한 것인지, 여하튼 어떤 연유에서인지 분명치 않으나, 우연히 마음이 완전한 평정에 도달하여 쿤달리니와 공명이 일어난 경우일 것입니다. 하지만 이런 경우 지속성이 없기 때문에 금방 그 균형은 무너지고 일반적인 상태로 돌아가게 됩니다.

제21화
쿤달리니와 차크라

  쿤달리니는 일단 각성이 된 이후에는 스스로 운동성을 가지기에 우리의 의지와 무관하게 움직이게 됩니다. 해서 인간의 의식과 경험으로 예측할 수 없는 여러 현상들을 겪게 됩니다.
  수행의 측면에서 본다면, 쿤달리니의 각성 그 자체가 우리에게 직접적인 깨달음을 주지는 못하지만, 그 에너지의 자각을 통해서 육신에서 일어나는 초월적인 변화를 체험하도록 함으로써 마음으로 깨달은 이치를 몸으로 더욱 확고히 이해하게 만들어 주는 역할을 하게 됩니다. 그 강렬한 체험을 통해 주관적 인식과 객관적 경험 사이의 경계가 허물어지는 것을 실제로 각성하여 의식의 근본적인 변화가 생겨나는 것입니다.
  쿤달리니는 일단 각성이 된 이후에는 척추의 수슘나를 통해 상승하면서, 신체 주요 장기의 모혈에 위치한 일곱 개의 에너지 저장소(차크라)와 만나 그 에너지들을 각성시킵니다. 각각의 차크라가 지닌 일반적인 특성들에 관해서는 인터넷이나 문헌에서 어렵지 않게 찾아볼 수 있으니 여기에서는 각 차크라가 지닌 특별한 징후와 그것이 수행의 진전에 어떤 의미를 지니게 되는지를 중점적으로 짚어볼까 합니다.

차크라는 아시다시피 회음(물라다라), 배꼽(스와디슈타나), 상복부(마니푸라), 심장(아나하타), 목(비슛다), 이마(아즈나) 그리고 정수리(사하스라라) 일곱 군데에 자리하고 있습니다.

첫째, 물라다라(Muladhara) 차크라에는 인간의 생존을 지탱해주는 본능과 충동과 같은 동물적 원초적 본능이 자리 잡고 있으며, 쿤달리니는 여기에 잠들어 있습니다. 이곳으로부터 세 갈래 나디(경락)인 이다, 핑갈라 및 수슘나가 시작되어 정수리까지 뻗어 나가게 됩니다. 잠든 쿤달리니 에너지를 기화시켜 움직일 수 있는 샥티 에너지로 바꾸는 작업이 일어나는 곳이 바로 여기입니다. 쿤달리니의 샥티 에너지화가 본격적으로 일어나면 몸이 위로 떠오르는 듯한 느낌을 받게 됩니다. 실제로 몸이 부양하는 것이 아니라 강력한 샥티 에너지가 치솟으면서 유체(幽體)[17]가 위로 밀려 올라가기 때문입니다.

둘째, 스와디슈타나(Svadhishthana) 차크라에는 무의식의 장막이 자리 잡고 있는데 이는 카르마의 에너지이며 윤회의 씨앗을 품고 있는 매우 강력한 기운입니다. 이 무의식의 장막은 무의식과 의식의 세계 또는 원초적 생명력과 개체성의 에너지 간을 구분하는 경계의 역할을 합니다. 한편에서 보면 샥티 에너지의 상승을 막는 장애물이지만, 다른 면에서 보면 한 개체가 인격화된 자아와 개체의 생명을 유지하는 방어막이 되기도 합니다. 그래서 쿤달리니 수행은 물라다라에서 깨어난 샥티의 기운이 이 경계를 뛰어넘도록 하는 것이며 이는 동물적 본능의 세계에서 영적인 잠재력의 세계로

---

17. 육체 안에 있는 영혼의 몸, 에테르 체 등으로 불림

진화의 문을 여는 첫 관문에 해당합니다. 쿤달리니가 스와디슈타나에 이르면 하단전 전반에 걸쳐 커다란 진동을 느끼게 됩니다. 이는 샥티 에너지가 상승을 가로막고 있는 카르마의 막을 두드리기 때문입니다.

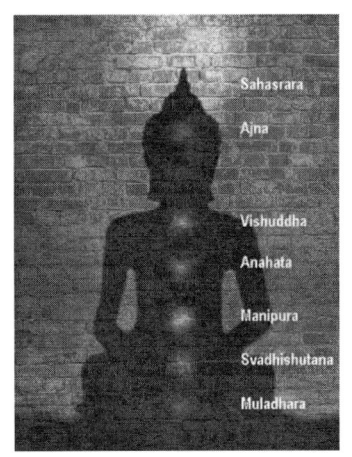

 기술적으로 쿤달리니의 각성은 물라다라에서 쿤달리니를 샥티 에너지화시키는 기화 작용 그리고 스와디슈타나에서 카르마의 장막을 허무는 두 가지 작업이 모두 일어나야 진정한 샥티 에너지의 상승이 시작될 수 있습니다. 그다음은 샥티가 마나푸라에 이를 수 있도록 의식의 균형상태를 유지하는 것이 필요합니다. 이 단계는 의식이 온전하게 정화되지 않은 상태이기 때문에 마음의 장애와 동요가 가장 강하게 일어나는 단계입니다. 심리적으로나 육체적으로 가장 큰 고초를 겪게 되고 그 장벽을 넘지 못하여 많은 수행자들이 좌절하는 곳이기도 합니다. 카르마의 에너지와 원습의 막이 얼마나 두텁고 극복하기 힘든 것인지를 반증하는 것입니다. 이 단계에서 마음의 안정이 조금이라도 무너지면 샥티는 제대로 상승하지 못하고 언제라도 다시 물라다라로 떨어져 버립니다.

 셋째, 이 단계를 극복하고 샥티가 마니푸라(Manipura) 차크라까지 상승하게 되면 동물적 본능과 생존에서 벗어나 영적인 자각과 실질적인 각성의 효과가 여기서부터 나타나기 시작합니다. 그리고 샥티 에너지가 다시 하강하지 않고 지속성을 유지하면서 다음 단계로 상승할 수 있습니다.

 영적 각성이 시작됨에 따라 여기서부터 소위 말하는 초월적 능력들의 징후가 조금씩 모습을 드러내기 시작합니다만, 아직 본격적인 발현의 단계는 아니며 여전히 불안정한 상태의 모습으로 나타납니다. 의식의 확장이 시작되면서 사견들이 떨어져 나가기 시작합니다. 그러나 의식은 여전히 전생의 카르마로부터 넘어온 운명에서 벗어나지 못하는 상태에 있습니다.

넷째, 아나하타(Anahata) 차크라에 이르면 일어난 현상과 주어진 삶에 의존하지 않고 자신의 의지로 헤쳐 나가려는 자립적 의식이 생겨나게 됩니다. 즉 업의 운명과 영향력을 벗어나는 자유 의지가 시작되는 것입니다. 또한, 이기심이 제거된 순수한 이타의 마음이 자라나서 무한한 자비의 마음이 일어나게 됩니다. 자비심은 에고를 극복할 수 있게 해주는 가장 큰 원천입니다. 해서 집착이 떨어져 나가기 시작하여 세속의 쾌락에 초연해지고 이원성을 넘어 설 단초가 마련되게 됩니다.

이 단계에서는 촉각과 느낌이 크게 발달되어 예술적 창조적 감각이 매우 발달하게 되며, 의식의 측면에서는 여기서부터 천안통, 천이통, 염력 및 의통 등의 능력들이 본격적으로 나타납니다. 단순한 수련자를 넘어서는 의식 상태가 여기서부터 열린다고 볼 수 있습니다.

다섯째, 비슛다(Vishuddha) 차크라는 모든 공포와 집착을 극복하고 삶에 대한 열린 마음이 나타납니다. 싫고 좋은 경계를 쫓지 않게 되며 일어나는 현상을 받아들이며 삶과 함께 흘러갈 수 있게 됩니다. 삶의 이원성과 다양성을 동등하게 받아들이고 자신을 큰 우주의 부분으로 이해하는 진정한 분별력이 여기에서부터 싹트는 것입니다.

이 단계에서는 청각과 성대가 관련되기 때문에 타인의 마음에서 나오는 의식의 파동을 감지하고 전달하는 소위 텔레파시나 과거 현재 미래를 아는 숙명통과 같은 능력이 나타나게 됩니다. 또한, 육체적 재생능력이 강화되어 생명 에너지의 회복이 일어납니다.

여섯째, 다른 차크라에서도 여러 속성이 나타나지만 개체성이 거대한 우주의식으로 온전히 녹아들어 가지는 못하였습니다. 그런데, 아즈나(Ajna) 차크라에 이르면 주관적 인식과 객관적 체험의 경계가 비로소 사라지게 됩니다. 개인적 의식과 이원성이 완전히 초월되는 단계에 이르게 되는 것이며, 나아가 완전한 멈춤에 이르렀다면 마음의 빛도 사라지고 의식도 작용을 멈추는 유상삼매[18]에 들어서게 됩니다.

이때에 이르게 되면 소위 말하는 제3의 눈이 활짝 열리면서 비로소 통찰의 안목이 온전히 깨어나서 주관과 객관 또는 물질과 정신의 상대적인 세계를 넘어서게 됩니다. 또한, 유체와 심령적 차원의 의식으로 들어가는 문도 열리게 됩니다.

일곱째, 아즈나에 이르렀다면 사하스라라까지는 큰 어려움 없이 언제라도 이를 수 있습니다. 사하스라라(Sahasrara) 차크라에서는 조화를 중시하고 편견이 없어지며 곧은 마음으로 세상과 자신을 볼 수 있게 됩니다. 이 단계에서는 외부의 영적 에너지와의 연결이 가능하게 됩니다.

살아생전에 영육의 분리를 통한 출전(出纏)[19]이 일어나는 곳이 바로 여기입니다. 출전에 관해서는 뒤에서 다시 살펴보도록 하겠습니다.

---

18. 인위적 노력에 의해 번뇌를 가라앉히고 일시적 평정에 이른 상태
19. 혼백이 합일하여 정수리를 통해 육신을 벗어나는 현상. 수행의 측면에서는 번뇌의 속박에서 벗어남을 의미

제22화
차크라 징후의 본질

　각 단계의 차크라는 각각의 에너지가 지닌 특성에 따라 독특한 징후들을 나타내 보이며 그에 부합하는 의식의 진화를 동반하게 됩니다. 사실 그것은 좋을 것도 나쁠 것도 없으니 두려워할 필요도 집착할 필요도 없습니다. 수행의 진전과 함께 자연스럽게 겪게 되는 과정으로 받아들여야 합니다. 하지만 준비되지 않은 수행자에게 그것은 혼란과 충격이 될 수도 있으니 그러한 징후들의 본질은 무엇이며 수행자는 이를 어떻게 받아들여야 하는지를 살펴보고자 합니다.
　먼저, 차크라 샥티 에너지가 공통적으로 보여주는 징후는 빛, 소리 혹은 진동입니다. 서로 다른 모습으로 보이지만 본질적 속성은 모두 파동의 다른 모습이라는 것입니다. 이러한 파동들은 어떤 형상과 색을 지닌 빛이거나 아니면 다양한 소리나 진동의 형태로 나타납니다. 대표적인 징후가 빛과 색채의 향연인데, 눈부시게 밝은 빛을 중심으로 적색, 주황색, 황색, 녹색, 청색 다섯 가지 색과 그것들이 함께 어우러진 무지갯빛 형상 등이 나타납니다. 이 색채들은 '티벳 사자의 서'[20]에서 말하는 마음의 본성이 지닌 다섯 가지 지혜의 빛이 그 모습을 드러낸 것입니다. 매 경험자마다 지각하는 색채와 형상이 조금씩 다를 수 있는데 그것은 각 차크라가 지닌 특성과 개인의 품성과 업장(業藏)이 결합되어 그 형상이 결정되기 때문입니다.

하나 명심하셔야 할 것은, 빛과 소리와 진동 그 어떤 형태의 징후를 얼마나 생생하게 느끼든 그것은 모두 의식의 세계에서 일어나는 체험이지 현상계에서 드러나는 것이 아니라는 것입니다. 몸이 공중으로 부양하고, 진동으로 흔들리고, 카르마의 날카로운 비명이 들리고 혹은 자신의 몸 안에서 빛의 대폭발이 일어나더라도, 누군가 그 상태의 나를 본다면 지극히 편안한 삼매의 상태에 들어 있을 뿐입니다. 하여 체험자는 어디까지가 진실이고 어디까지가 허상인지 스스로 분간하기 힘든 상황에 놓일 수 있습니다.

다음으로 나타나는 것이, 각 단계의 차크라가 열리는 과정에서 염력(念力), 투시(透視), 의통(醫統)[21] 등과 같은 여러 종류의 초월적 능력의 체험입니다. 이러한 신통은 모든 차크라에서 일어나는 것이 아니라 마니푸라 차크라에서 나타나기 시작하여 매 차크라가 열릴 때마다 다른 형태의 능력들을 체험하게 됩니다. 이전에는 알지 못했던 투시와 통찰의 감각들이 나타나기도 하고, 지나간 과거나 미래의 모습이 언뜻 보이기도 할 것입니다. 그러한 변화에 의아해하고, 당혹해하며, 두려움에 빠질지도 모릅니다. 하지만 그 원리를 이해한다면 전혀 그럴 필요가 없습니다. 그러한 체험들은 샥티 에너지가 카르마의 장막을 뚫고 상승하면서 자아의 경계가 서서히 무

---

20. 8세기 티벳에 불교를 전한 빠드마삼바바가 쓴 백팔보장 중 하나로 사후에 영혼이 겪는 다양한 현상을 이해하여 해탈을 얻을 수 있도록 가르치는 경전
21. 타인의 몸 상태를 인지하고 치유하는 능력

너지고 한 개체에 속박되어 있던 의식이 외부의 대상들과 파동으로 교감하기 시작했음을 의미하는 것입니다. 즉 의식의 확장에 따른 산물인 것입니다.

차크라가 아나하타 또는 그 이상의 단계에 이르면, 여러 가지 형태의 통찰력들이 원숙한 모습을 드러냅니다. 그 통찰력들에 대해서도 본질에 대한 바른 이해가 필요합니다. 천안통, 천이통, 숙명통과 같은 통찰력이 생긴다고 하면 무슨 만화나 무협지에 나오는 마법이나 신비 현상 같은 것으로 오해들을 합니다. 물론 드러나는 현상만을 보자면 그런 측면이 없지는 않습니다만, 그 본질은 일어나는 모든 현상에 대한 인과성을 꿰뚫어 보는 안목이 열리는 것입니다. 지금 일어나고 있는 현상이 과거 어떤 행업(行業)의 원인에서 비롯되었고 향후 어떤 과보(果報)를 초래할 수밖에 없는지를 예지할 수 있게 되는 것입니다. 하여 이 직관의 눈은 바깥의 대상을 향하는 게 아니라 내면을 향하는 지혜의 눈이라고 부르는 것입니다.

다음은 차크라가 열리는 시기에 관해서입니다. 차크라는 물라다라에서 사하스라라까지 일곱 가지의 차크라가 반드시 순서대로 열리는 것은 아닙니다. 개인의 품성과 전생의 업장의 영향에 따라 어떤 이는 특정 차크라의 기운이 타인보다 더 활성화되어 있기도 합니다. 예를 들자면 예술과 과학 분야에서 창의적인 천재성을 보이거나 영성적으로 뛰어난 직관을 타고 난 분들은 아나하타 차크라의 기운이 활성화된 경우입니다. 이런 분들의 경우 다른 곳보다 아나하타 차크라가 먼저 열리는 경우가 있습니다. 하지만 어떤 차크라가 먼저 열리더라도 결국에는 물라다라 차크라를 깨워 쿤달리니 기운을 상승시키고 차크라의 기운과 합일을 이루는 작업이 뒤따라야 합니다. 그래야만 온전한 각성이 일어날 수 있기 때문입니다.

끝으로, 쿤달리니가 깨어날 때 이러한 영적 각성이나 신비 체험만 있다면 좋겠지만 문제는 그 부작용도 상당하다는 것입니다. 그 부작용은 기순환 장애와는 차원이 다른 곤란을 가져다줍니다. 게다가 기와 달리 우리 자신의 의지로 제어가 되지 않으니 치유할 방법도 마땅치 않다는 데 더 심각성이 있습니다.

생리학적 측면에서 보면, 부작용의 가장 기본적인 원인은 기화된 쿤달리니가 정상적인 경로인 척추의 수슘나로 흐르지 않고 좌우맥인 이다와 핑갈라로 흐르는 것입니다. 세 가지 나디(경락) 중 중맥인 수슘나는 샥티 에너지의 경로이며, 좌우맥인 이다와 핑갈라는 기(프라나)의 통로입니다. 따라서 샥티 에너지가 수슘나의 경로를 통해 상승하지 못하고 이다 및 핑갈라에 연결된 나디를 통해 온몸으로 퍼져 나가게 되면, 그 기운은 우리의 신체와 육감이 감당할 수 있는 것이 아니기에 몸의 약한 부위 곳곳에 고통과 장애를 초래하게 되는 것입니다.

의식의 측면에서 보면, 쿤달리니 각성은 무의식에 잠재되어 있는 힘을 일깨워 의식의 수준으로 끌어내려고 하는 것입니다. 이는 정상적인 상태에서 우리의 의지로 제어가 불가능한 에너지를 일상적 의지의 영역으로 가져오는 것을 의미합니다. 수행과정에서 여러 가지 환영, 환각 및 환청에 노출되는 것이 그러한 이유에서입니다. 수행으로 마음 상태가 준비되지 않은 상태라면, 그 강렬한 경험으로 인해 당신은 정신 이상에 걸리거나, 혼란에 빠져 정상적 사회생활이 불가능한 지경에 이를 것입니다.

명상이나 수행을 하시는 분들 중에 여러 부작용을 겪는 분들을 종종 접합니다. 부작용의 형태를 보면 명상 중에 나타나는 몸의 이상 진동, 일상 중에 신체 특정 부위에 수시로 나타나는 기감(氣感)과 통증 그로 인한 심한 두통과 수면 및 호흡 장애 같은 것들이었습니다. 다양한 증상들을 호소

하면서 그것들이 쿤달리니 각성의 징후라고 믿는 분들이 많았습니다.

그러나 앞서 설명해 드린 바와 같이 정상적인 샥티 에너지의 상승이 일어나면서 겪게 되는 여러 징후는 의식의 세계에서 일어나는 것이지 실제 현실세계로 그것들이 확장되지 않습니다. 하여 현실에서 실제로 겪었다는 여러 체험들은 대부분 쿤달리니 각성의 징후가 아니라고 보아야 합니다.

물론 쿤달리니의 에너지가 실제로 몸의 이상과 변형을 초래하는 경우도 있습니다. 이러한 현상은 앞서 설명해 드린 쿤달리니 에너지가 카르마 장벽에 막혀 수슘나가 아닌 이다와 핑갈라로 흘러버린 데 따른 부작용입니다. 이 경우에 나타나는 부작용은 신체 기능의 장애와 변형까지 초래하는 전혀 차원이 다른 심각한 증세로 나타납니다.

지금까지 제가 접해본 사례들은 대부분 쿤달리니의 각성이 아니라 기(氣) 또는 프라나의 불안정한 방출로 인한 상기(上氣)나 주화(走火) 증세였습니다. 그중에 어떤 분은 입마(入魔) 증세의 하나인 빙의(憑依)[22] 현상에 시달리는 분도 있었습니다만, 실제로 쿤달리니 각성으로 보이는 경우는 없었습니다.

그런데 제가 쿤달리니 각성의 징후가 아니라고 진단을 해드리면 대부분은 크게 실망을 하는 반응을 보이곤 합니다. 제가 드리고 싶은 말은 '정말 그만하길 다행'이라고 여기셔야 한다는 것입니다. 여러 다른 수련 경로에서 임의의 수련을 통해 쿤달리니를 각성시킬 수 있는 것처럼, 심지어 누구나 각성을 시킬 수 있는 것이라고까지 광고를 하기도 합니다. 하지만 다시 언급하거니와 쿤달리니는 탐진치를 온전히 내려놓고 진정한 깨달음에 다

---

22. 다른 영혼이 옮겨 붙은 현상

가설 준비가 되었거나, 임종의 순간 나타나는 절대 평정의 상태에서만 깨어날 수 있습니다. 만약 당신이 그런 준비가 된 수행자라면 달리 의도하고 쫓아가지 않아도 쿤달리니가 당신을 찾아갈 것입니다. 요가나 호흡이나 여타 신비 수행의 비법이나 테크닉으로 깨울 수 있는 그런 성질의 에너지가 아닙니다. 선택은 당신의 몫이 아니라 쿤달리니가 하는 것입니다.

우리가 할 수 있는 것은, 올바른 호흡 명상을 통하여 의식과 기운들이 심신을 원활하게 순환할 수 있도록 그 경로를 넓게 터놓는 것입니다. 또한, 쿤달리니의 상승을 가로막는 카르마의 두터운 장막을 허물 수 있도록 탐진치에 찌든 오염된 마음을 정화시키고 그리고 기다리는 것입니다. 전생의 공덕과 현생의 수행이 충분하다면 그것은 깨어나서 당신의 깨달음을 더욱 굳건하게 해주는 체험으로 이끌어 줄 것입니다.

쿤달리니 각성이든 기의 폭주에 의한 유사 각성이든, 이러한 체험들은 현상계에서 쉽게 접할 수 있는 것들이 아니기에 그 자체만으로 유혹은 너무도 강렬합니다. 때때로 그 체험은 긍정적이든 부정적이든 '자아'라는 개념의 허상을 즉시 태워버릴 만큼 강력하기에, 준비된 수행자에게 그것은 깨달음의 법열(法悅)[23]을 선사하겠지만, 일반인에게는 정신적 충격과 혼란이 될 수도 있습니다. 해서 불교에서는 이 역시 수행을 방해하는 마장(魔障)[24]이라 하여 엄격히 단속하고 극복해야 할 대상으로 여깁니다.

그러니 '무아'에 대한 최소한의 이해조차 없이 단순 호기심이나, 수련의 테크닉으로 쿤달리니를 건드리는 것은 감기 환자에게 항암제를 투여하는

---

23. 참된 이치를 깨달았을 때 느끼는 지극한 기쁨
24. 불교에서 말하는 수행을 방해하는 여러 가지 장애

것과도 같이 무모한 행위라고 하는 것입니다. 그 정도의 자기 만족적인 동기라면 앞서 설명해 드린 '기순환 호흡'만으로도 충분히 효과를 보실 수 있습니다.

다시 한번 강조하거니와, 욕망을 버리지 못하는 수행에서 무엇을 경험하더라도 그것은 헛된 환상이거나 자기 최면의 산물에 불과합니다. 선정이든 삼매든 아니면 쿤달리니 각성이든 모든 수행의 성과는 자신을 온전히 내려놓고, 마음을 모두 비우고, 비웠다는 생각조차 사라졌을 때 그 텅 빈 공간에서 홀연히 나타나는 것임을 잊지 마시기 바랍니다.

제23화
쿤달리니 수행의 비밀

 많은 구루들과 수행의 스승들이 쿤달리니 각성을 목적으로 수행을 해서는 안 된다고 일관되게 강조를 하는 데는 그럴 만한 분명한 이유가 있습니다. 대체 무엇 때문에 그런 것인지, 올바른 이해를 갖지 못하면 오히려 호기심만 자극할 수도 있을 것 같아 설명해 드리고자 합니다.

 대부분의 현교(顯敎)[25]는 쿤달리니 수행을 인정하지 않으며, 밀교(密敎)[26]에 있어서도 제한적인 법맥의 수행 전통 아래에서 스승과 제자 간에 비밀스럽게 전수되는 형태를 유지하고 있습니다. 왜 그런 것인지를 바르게 이해할 필요가 있습니다. 구체적인 수행 방법과 같은 내용은 여기에서 언급할 수 있는 사항도 아니고 언급해서 될 내용도 아니기에, 이 글에서는 쿤달리니 수행의 근본 취지에 대해서만 설명해 드리고자 합니다.

 불교의 밀교 수행에서 쿤달리니 각성을 수행 방편으로 받아들인 배경에

---

25. 현교: 언어로 드러낸(顯) 설명하고 이해할 수 있는 가르침(敎)의 일반불교
26. 밀교: 대승불교 화엄사상, 금강승(vajra-yāna) 등으로 불리며, 실재(實在)와 현상(現象)을 자기의 한몸에 융합하는 즉신성불(卽身性佛) 수행을 목표로 함

는 다음과 같은 인식이 깔려 있습니다. 열반에 이르는 데는 두 가지 방법이 있으니, 첫째는 아직 생명과 육신이 남아 있는 상태에서 각성과 해탈을 이루는 유여열반(有餘依涅槃)이며, 둘째는 육신의 활동을 거두고 죽음의 세계로 들어갈 때 이루는 무여열반(無餘依涅槃)이 그것입니다. 밀교에서는 죽음의 순간 모두에게 주어지는 열반의 기회를 놓치지 않도록 생전에 수행으로 그 준비를 하는 것을 매우 중요하게 여기고 있습니다. 그래서 밀교의 법맥에서는 쿤달리니 요가를 수행 방편으로 받아들인 것입니다.

그렇다면 대체 쿤달리니 요가가 무엇이길래 다들 그토록 위험하다고 하는 것일까요? 근래에는 요가의 대중화로 인해 흔히 건강관리를 위한 심신 수련법 정도로 널리 인식되고 있지만, 사실 그 유래는 사뭇 다릅니다. 요가는 어떤 수행 방법을 따르느냐에 따라 박티(Bhakti), 즈냐나(Jñāna), 라자(Rāja), 카르마(Karma), 탄트라(Tantra), 하타(Haṭha), 쿤달리니(Kuṇḍalinī), 만트라(Mantra) 등으로 나누어지고 수련 방식도 다르지만 기본적으로 '인간의 무지한 몸과 의식 상태를 높은 신성에 결합'시킨다는 의미를 지닙니다. 수행자가 마음 작용과 신체에 대한 완벽한 통제를 통해 이를 성취할 수 있도록 수련하는 것이 요가의 참 의미인 것입니다. 이중 특히 쿤달리니 요가는 의식의 개화뿐만 아니라 육체에 내재된 잠재 에너지의 각성을 통한 합일된 깨달음을 추구합니다. 이를 위해 열(熱), 정광명(淨光明), 몽환(夢幻), 환신(幻身), 중유(中有/바르도)[27] 및 의식전이(意識轉移/포와)[28]와 같은 여섯 가지를 대상으로 요가를 수행합니다. 초자연적 현

---

27. 바르도(bardo)란 죽음 이후 환생(윤회)하기 전까지의 중간 상태
28. 포와(phowa)란 의식을 전이(轉移)한다는 뜻으로 티벳 불교에서 수 세기에 걸쳐 임종을 돕고 죽음을 준비하기 위해 사용된 요가 수행법

상에 가까운 이런 상태를 체험하고 각성시키기 위해서는 호흡, 순환, 체액 및 내분비 계통 전반을 의지대로 조절하고 변화시킬 수 있는 고난도 행법의 구사가 필수적입니다. 그렇기에 쿤달리니 요가를 제대로 아는 사람이라면 다음과 같이 정의에 동의할 것입니다.

"육신을 벗어 버리기 위한 완벽한 죽음의 기술"

죽음의 기술이라고 한 것은 그저 낭만적인 의미로 사용된 것이 아니라 말 그대로 육체를 죽이는 기술이란 뜻을 내포하기 때문입니다. 앞서 사람이 생명을 받을 때 혼은 머리의 백회에 머물고 백은 하단전의 회음에 머물다가 사망에 이르면 혼은 하강하고 백은 상승하여 가슴에서 만나 다시 합일을 이루고 육신을 벗어나게 된다고 말씀드린 바 있습니다. 쿤달리니 요가에서 의식전이를 다루는 포와(phowa) 수행이 바로 의식(혼)과 생명 에너지(백)가 육신을 떠나기에 적합한 여건으로 생전에 자신의 몸과 마음을 준비시키는 것입니다. 포와를 통하여 임종 시에 생명이 탄생할 때의 역순으로 일어나는 혼백의 재합일과 영육의 분리를 살아생전에 체험하고 준비하는 것입니다. 이를 통해 죽음의 세계로 들어갈 때 이루는 무여열반(無餘依涅槃)을 완벽히 준비할 수 있다고 보기 때문입니다. 살아생전에 영육의 분리를 체험하기 위해서는 임종과 유사한 상태를 자신의 몸과 마음에 조성해야 합니다. 그러니 수행자가 얼마나 혹독하게 자신을 몰아붙여야 하는지 능히 짐작이 가실 것입니다. 그래서 죽음을 불사하는 고행과 면벽 참선 그리고 요가와 같이 마음과 육체를 밑바닥까지 철저히 해체하는 수행의 기술들이 등장하는 것입니다.

그것이 쿤달리니 요가의 진정한 목적인 것입니다. 마치 바둑을 복기하듯이 죽음의 과정을 거슬러 보는 것이니 이보다 위험하고 어려운 수행이 어디 있겠습니까? 막말로 수행자가 자신의 목숨을 내놓고 하는 수행인 것입니다. 앞서 완전한 적멸에 이르거나 사망에 이르지 않고서는 진정한 쿤달리니 각성은 일어나지 않는다고 말씀드린 것을 되새겨 보시기 바랍니다.

쿤달리니 요가는 수행 자체가 사망에 이를 수 있는 위험을 내포하고 있으며 최소한 심신을 피폐하게 만들 수밖에 없는 매우 위험하고 지극히 어려운 수행입니다. 하여 적통한 수행 법맥을 전승받은 적격한 스승의 지도 없이는 함부로 하지 말라고 당부드리는 것입니다. 티벳 불교에서 관련된 수행 전통을 밀교적 방식으로만 전승하는 이유도 바로 여기에 있는 것입니다.

그럼에도 불구하고 쿤달리니가 깨어나 각 차크라가 열리게 되면 이전에 알지 못했던 많은 것들을 겪게 됩니다. 쿤달리니의 기운이 심장에 이르면 자비심의 흘러넘침을, 이마에 이르면 통찰의 지혜가 열림을 그리고 백회에 이르면 유상삼매의 경지를 체험하게 됩니다. 물론 무상삼매[29]에 이르기 위해서는 한 걸음 더 올라서야 하지만, 이것만으로도 너무나 뚜렷한 경지를 체험할 수 있기에 수행자가 거부하기 힘든 매력인 것입니다.

어쨌든 누군가 쿤달리니 각성의 길에 일단 들어섰다면, 그 삶은 더 이상 한 개인의 것이 아니게 됩니다. 과거에 일어났던 모든 것과 미래에 일어날 모든 것이 우리 자신 안에서 하나로 연결되어 존재하는 것을 경험하게 될 것입니다. 시작도 없고 끝도 없는 무한한 존재로 나 자신이 확장되는 것을 자각하는 것입니다.

---

29. 번뇌는 물론 의식도 소멸하여 아무런 노력 없이 항상 본연의 삼매에 머무르는 상태

나 자신이 변하게 되고, 나와 관계된 모든 것이 변하게 됩니다. 결국, 당신은 나라고 알던 자신이 존재하지 않음을 깨닫게 되고, 우리의 진정한 '영혼(Atman)'과 '불성(佛性)'에 눈을 뜨게 됩니다. 이것이 쿤달리니 각성의 진정한 비밀입니다.

제24화
유체이탈, 쿤달리니 그리고 출전

　기와 쿤달리니에 대해 이야기를 하다 보면 부수적으로 가끔 따라오는 질문이 있는데 바로 '유체이탈'에 관한 것입니다.

　유체이탈을 겪으신 분은 유체가 육신을 벗어나는 흔치 않은 경험이기에 당사자로서는 당황스러웠을 것이고, 그러한 경험이 수행을 통해 도달하는 상태와 일부 유사한 부분도 있기에 혼동이 있을 수도 있다는 생각이 들었습니다. 하여 유체 이탈 현상과 수행을 통한 각성이나 출전의 상태가 어떻게 다른지 간략히 정리해보고자 합니다.

　유체 이탈 시 유체는 혼(魂)과 백(魄) 중에서 혼만 잠시 육신을 빠져나가는 현상을 말하는 것입니다. 이 경우에는 혼이 육신에 남아있는 백과 연결된 기운을 통해 육신으로 돌아오는 것이 가능하며, 이는 육신과 다시 결합한다는 생각만으로 이루어집니다. 유체 이탈은 별다른 수행 없이 갑작스럽게 경험을 하기도 하고, 대개 몇 달 정도의 수행만으로도 체험이 가능하며, 육신으로의 복귀가 가능하기에 위험성이 크지 않습니다. 문제는 일부 수행자들이 유체 이탈을 쿤달리니 혹은 탄트라 밀법 수행과 같은 것으로 혼동하는 것입니다.

 그러나 쿤달리니 각성이나 포와(phowa) 수행에서는 혼(魂)과 백(魄)을 가슴에서 만나게 하고, 그 합일된 기운을 백회로 끌어올려 출전(出纏)시키는 것이므로 단순 유체 이탈과는 근본적으로 다른 수행입니다. 이는 깊은 삼매를 통하여 차크라를 개통한 이후에나 가능한 것입니다. 하나 명심해야 할 것은, 혼백이 합일하여 상승하고 그 기운이 정수리의 백회로 빠져 나가 버리게 되면, 다시는 육신으로 돌아올 수가 없다는 사실입니다. 의학적인 정의로 사망에 이르게 되는 것입니다.

 그래서 적격한 스승의 올바른 지도하에 수행을 해야 한다고 강조하는 것입니다. 단순히 호기심만으로 잠자는 쿤달리니의 기운을 일깨우거나 포와 수행을 따라 하는 것은 초심자의 경우에는 매우 위험할 수도 있습니다. 물론 영육의 분리가 자유로운 히말라야의 요기들과 수승한 라마(고승)들의 경우에는 혼백의 출전과 복귀를 자유로이 조절할 수 있기도 합니다만, 일반 수행자의 경우에는 그런 경지에 이르지 못했기에 삼가야 한다고 하는 것입니다.

 일반인의 경우에도 저절로 혼백이 합해지는 순간이 있는데, 그것은 바로 임종의 순간입니다.

 사후에 다시 생명과 육신을 받을 때 혼백은 분리가 되어, 혼은 정수리의 백회에 머물고, 백은 단전의 회음에 머물게 됩니다. 이렇게 혼백이 분리되기 때문에 혼백이 지녔던 신통력도 작동을 멈추게 됩니다. 하여 우리 자신의 근원을 자각하는 능력도 쿤달리니 속에 잠들어 버리는 것입니다. 이후 수명이 다하여 영이 육신을 떠날 때는 자연스럽게 다시 합쳐져서 육신을 벗어나게 되는데, 이것이 사망인 것입니다. 따라서 정상적인 경우 일반인은 혼백의 합일을 경험하기가 극히 어렵습니다.

　물론 깊은 수행을 통해 삼매를 증득하고 혼백의 합을 이루어 정수리로 자유로이 출전을 하는 경지에 이를 수도 있습니다. 이런 경지에 이르면, 임종 시 육신의 아홉 가지 구멍 중에서 정수리로 출전을 할 수 있는 가능성이 높아져, 생전의 마지막 의식을 바로 열락(悅樂)[30]의 세계로 이끌 수 있다는 큰 장점을 갖게 됩니다.

　하지만 생전에 임의로 잦은 출전을 일으키면 기(氣)의 소모로 인해 몸에 무리가 갈 뿐만 아니라 사기(邪氣)에도 쉽게 노출이 될 수 있습니다. 이 또한, 불성의 근원에 이르기 위한 방편의 하나임을 알고 자신의 수행 정도에 알맞게 적용해야 할 것입니다.

---

30. 번뇌를 넘어 선 지극한 깨달음의 기쁨

제25화
루시, 쿤달리니의 영화적 상상

이번 글에서는 좀 가볍지만 의미심장한 스칼렛 요한슨, 최민식 주연의 영화 '루시(LUCY)'에 관한 좀 색다른 관람평을 한번 해볼까 합니다.

루시는 2014년 9월 국내에서 개봉했던 SF영화로 최민식의 출연으로 화제가 된 작품이지만, 개인적으로는 믿고 볼 수 있는 두 명의 명배우 스칼렛 요한슨과 모건 프리먼의 출연에 뤽베송 감독의 작품이라 무척 기대했던 영화 중 하나였습니다.

다소 난해한 철학적 배경에 액션과 SF가 버무려진 특이한 소재를 다루다 보니, 결말이 다른 SF액션 장르와는 전혀 다르게 마무리되는 바람에 국내에서는 호불호가 극명하게 갈렸던 영화로 기억이 됩니다. 이 영화는 '전체 뇌용량의 고작 10%밖에 사용하지 않는 인간이 만약 100%를 다 쓸 수 있게 된다면 어떻게 될 것인가?'라는 상상에서 출발합니다.

스토리 전개는 주인공 루시(스칼렛 요한슨)가 갱단에 납치되어 CPH4라는 약품을 배 속에 강제 이식 당한 채 운반을 하는 과정에서 우연히 뱃속의 약품이 터져 온몸에 퍼지면서 뇌 사용량이 급격히 증가한다는 설정입니

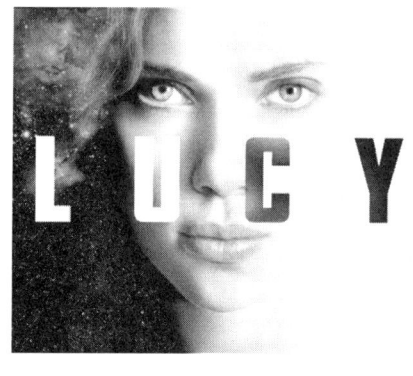

다. 이로 인해 그녀는 신체 기능을 마음대로 제어할 수 있게 되고, 타인과 사물을 조정하고, 전자기파를 다룰 수 있게 되며, 시공간을 넘어 과거를 볼 수 있게 되는 등 초월적 능력을 갖게 됩니다.

액션으로만 보면 초반에 꽤 박진감 있고 흥미롭게 진행되는가 싶던 내용이, 중반 이후부터는 갑자기 공각기동대와 매트릭스를 짬뽕한 듯한 이해할 수 없는 시퀀스가 이어지다가 다소 어이없게 이야기가 마무리되어 버립니다. 화끈한 액션과 볼거리를 기대하고 영화관을 찾았던 관객들은 '이게 대체 뭐지…?'라며 혼란스럽고 찜찜한 기분으로 영화관을 나섰을 것이라 생각합니다.

그도 그럴 것이, 뤽베송 감독이 이 영화에서 보여주고자 하는 세계관을 알지 못하고서는 왜 그런 결말이 나왔는지 이해하기 쉽지 않은 작품이기 때문입니다.

이 영화를 이끌어가는 철학적 배경은 두 가지인데, 그 하나는 '불교'이고 나머지는 '쿤달리니'입니다. 불교까지는 그렇다 치고 뜬금없이 왜 쿤달리니가 등장하는지 의아해하실 분들이 많을 것 같아 간략히 부연 설명해 드리자면,

사실 뇌 작용은 쿤달리니와 매우 밀접한 관련이 있습니다. 한의학적으로 쿤달리니는 중추신경 형성과 직접적으로 연관되어 있는데, 배아가 세포 분열을 할 때 쿤달리니가 척추로 들어가서 척수를 만들고, 뇌로 올라가서

뇌수를 형성하는 것으로 믿어지고 있습니다. 그래서 쿤달리니는 다른 경락이 아닌 척추의 수슘나 경로를 통해 뇌로 상승하는 것입니다. 즉 뇌의 활성화는 쿤달리니의 각성과 깊은 상관관계가 있는 것입니다.

따라서 영화 속에서 뇌의 활용량 변화에 따라 인간의 능력이 변한다는 설정은,

> 10%, 인간의 평균 뇌 사용량
> 24%, 신체의 완벽한 제어
> 40%, 모든 상황의 제어 가능
> 62%, 타인의 행동을 조종
> 99%, 인간적 감정의 초월, 미래와 과거를 보는 능력
> 100% 우주와의 연결, 소멸

쿤달리니가 각성되어 상승하면서 7개의 차크라가 열릴 때마다 체험하게 되는 여러 가지 초월적 현상과 체험들을 비유적으로 보여주는 것입니다. 물론 실제와는 다소 거리가 있는 영화적 상상력과 표현력을 통해서 말이지요. 영화 속 장면들을 한번 예로 들어보겠습니다.

주인공 루시는 뇌 사용량이 급격히 늘어나면서, 자신의 신체와 물체를 마음대로 움직여 악당들을 혼내 주고(염력), 전자파를 마음대로 조정하고(공명), 악당 미스터 장의 머릿속에서 필요한 정보를 읽어내고(타심통), 친구를 가볍게 포옹하는 것만으로 몸이 아픈 것을 단박에 알아냅니다(의통).

그리고 자신과 외부세상의 경계가 불분명해지고, 자신의 몸에서 빛이 쏟아져 나오고, 자신은 물론 인류의 지나온 과거와 현재를 통찰할 수 있게 되면서 결국 자신의 존재를 깨닫고 외부 세상과 합일하고 소멸하는 것으로

영화는 막을 내립니다.

물론 영화 속에 등장하는 초월적 능력들에 대한 묘사는 영화적인 재미를 위해 SF적 상상력이 덧입혀져 다소 과장되게 표현된 것이긴 합니다만, 이러한 설정들은 모두 쿤달리니가 각성되고 차크라가 열릴 때 체험하게 되는 징후들을 묘사한 것에 다름이 아닙니다.

어쨌든 영화를 보는 사람마다 해석은 제각기 다를 수 있겠습니다만, 저는 이 영화가 전체적인 맥락에 있어서 불교의 '무아와 비이원성'의 세계관을 기본으로 하고 있으며, 그것을 표현하는 영화적 상상력의 도구로서 '쿤달리니 각성'을 개념적으로 차용하고 있다고 보았습니다.

특히 비행기 안에서 갑자기 신체가 해체되기 시작하는 모습은, 대부분 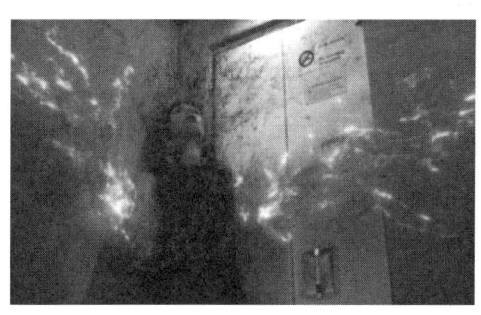 관객들이 뜬금없이 이 장면이 왜 들어갔는지 의아스러워하던 장면인데, 이것은 의식의 확장으로 개체와 대상 간의 경계가 허물어지기 시작하는 것을 상징적으로 표현한 매우 중요한 장면입니다. 저도 이 장면에 이르러서야 비로소 뤽베송 감독의 작품 의도가 무엇이며 향후의 이야기가 어떤 식으로 흘러갈지를 짐작할 수 있었으니까요. 뤽베송 감독이 불교도인지 여부는 알 길이 없으나, 그가 불교적 세계관에 상당한 조예가 있음을 짐작할 수 있는 대목입니다.

하여 일반적인 관람평과는 달리 저는 개인적으로 이 영화를 무척 흥미롭게 볼 수 있었습니다. 국내에서의 다소 낮은 7점대 평점과는 달리 세계 시장에서는 4억 5천만 불의 흥행 성적을 거두고 후속편까지 제작될 예정이라고 하니 졸작이라기보다는 문제작에 가까운 셈입니다.

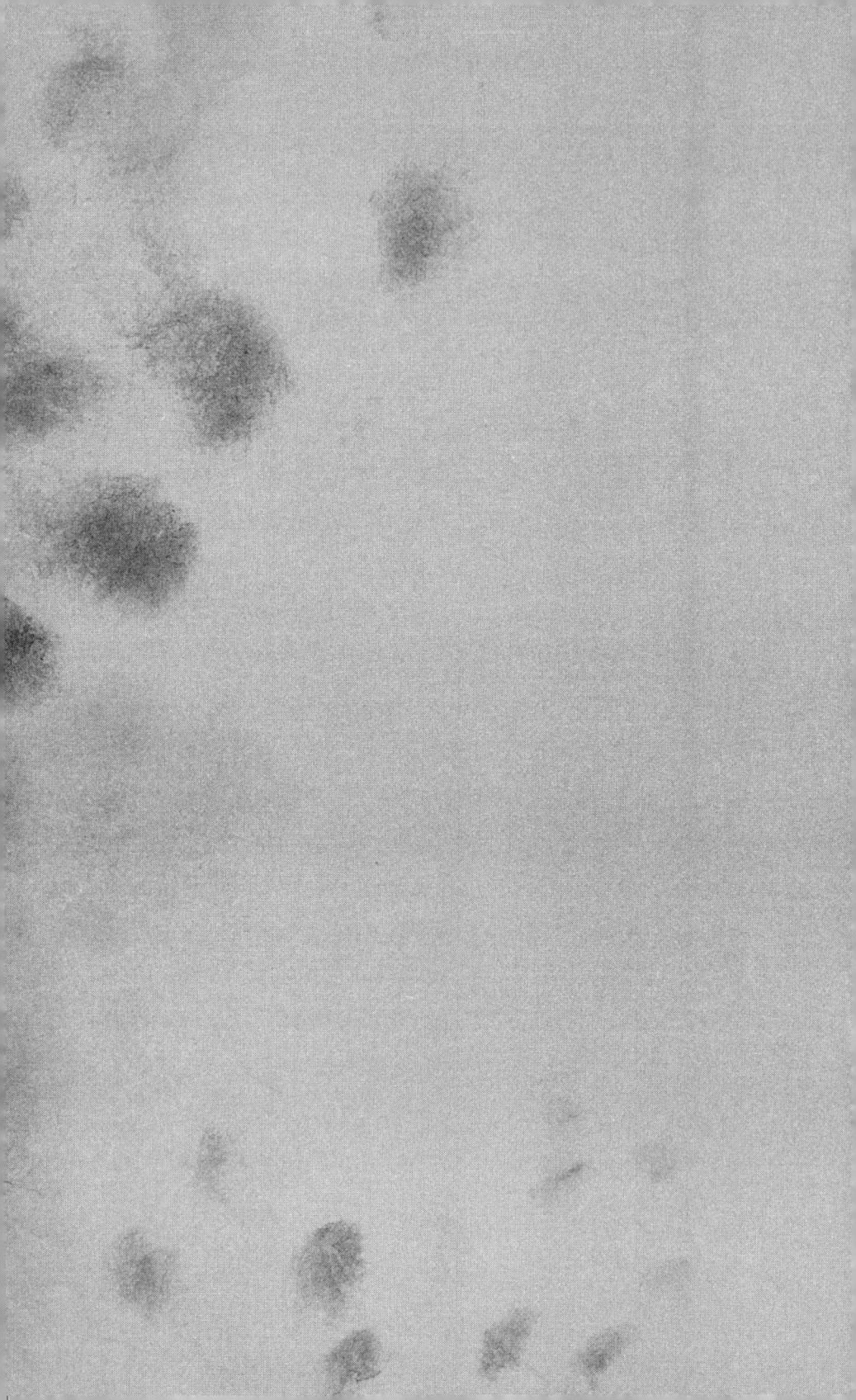

제4장
명상에서 수행으로

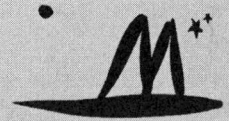

제26화
명상의 한계

우리가 명상에 들어 만나게 되는 것은 평화로운 마음이 아니라, 끊임없이 생겨나고 사라지는 생각의 파도에 끄달리고 지쳐버린 상태의 마음입니다. 우리가 인지할 수 있는 마음이란 고작 표층에서 일어나는 감정과 사고, 즉 지리멸렬한 생각의 덩어리에 불과합니다. 그리고 그 생각의 뿌리는 바로 '나'가 있다는 '자아'에 대한 착시에서 비롯됩니다. 하여 마음의 민낯을 보기 위해 명상을 통해 더 깊은 마음의 심층까지 내려갑니다. 그래서 그 속에는 우리가 그동안 '나'라고 믿어왔던 것이 들어 있는지를 확인하고자 합니다.

이와 같은 전통적인 명상법은 어떤 대상에 대해 명상하는 주체를 필요로 하기 때문에 주체와 대상이 나누어져 '나'라는 생각이 정체성을 잃어버리지 않습니다. 해서 명상이 진행되는 동안 '나'라는 생각이 소멸되지 않고 오히려 지속되는 모순을 낳습니다. 명상을 통해 도달한 고요한 멈춤 속에서 평온한 지복은 누릴 수 있지만, 그것만으로 '자아'의 허상을 밝혀내기가 쉽지 않은 것이 바로 이것 때문입니다. 이것을 어떻게 이해하여야 하고 또 어떻게 극복하여야 할까요?

  명상을 통해서 우리는 마음속 깊은 곳의 내밀한 본성을 만나기도 하고, 소리나 빛 혹은 신체의 일부에 집중하거나 하는 수련을 통해서 마음의 미묘한 작용을 체험하기도 합니다. 하지만 그것으로 마음의 평온을 얻거나 마음의 본성에 대한 이해를 얻을 수는 있겠지만, 마음을 정화시켜 욕망과 집착을 버리고 깨달음에 이를 수는 없습니다. 명상은 그 길에 들어서기 위한 문을 여는 과정이지 그 자체로 수행의 본체가 아니기 때문입니다.

  많은 사람들이 이것을 오해합니다. 가만히 앉아서 마음만 붙들고 있으면 모든 것이 해결되는 것으로 헛된 기대를 가집니다. 아무리 오랜 기간 명상을 하여도 별다른 진전을 얻지 못하는 이유가 여기에 있습니다. 이는 마치 훈련도 없이 휴식만 취하면서 시합에서 좋은 결과를 기대하는 운동선수와 다를 바 없습니다.

  사실 명상에서 만날 수 있는 마음의 모습은 이미 수행을 통해 정화된 마음의 상태를 보는 것이지, 명상을 통해 마음 그 자체를 정화시켜 내지는 못합니다. 마음을 닦은 수행의 정도에 따라 마음의 본성을 보는 깊이가 달라집니다. 소위 말해서 아는 만큼만 보인다는 것입니다. 하여 삶 속에서 욕망과 집착을 내려놓고 정화시키는 일상 속의 수행을 게을리해서는 안되는 것입니다. 명상이 훈련이라면, 일상 속의 삶은 실전에 임하는 것이라 볼 수 있습니다. 명상을 통해 얻게 된 지혜와 자비의 마음으로 우리의 삶을 변화시켜야 하는 것입니다. 그것이 명상의 진정한 목적입니다.

  붓다께서도 평소에는 제자들에게 명상을 권하지 않으셨고 팔정도를 배우고 실천하여 세상에 공덕을 쌓고 자신의 마음을 닦으라고 가르치셨습니다. 그리고 우기에 이르러 달리 할 일이 없을 때 그동안 닦아온 자신의 공덕과 마음을 돌아보는 하안거(夏安居)의 시간을 가졌던 것입니다.

명상 속에서만 안주하지 말고, 자신에게 주어진 소중한 삶의 기회를 허비하지 말고, 수행의 기회로 나아가 영적 진화의 기회로 삼아야 하는 이유가 바로 여기에 있습니다.

제27화
명상, 일상 속에 녹아들어야

　명상에서 알아차린 마음을 챙겼다면, 이제 명상에서 깨어나 일상 속에서도 그것들을 적용시켜 나가야 합니다. 명상에서 얻은 알아차림을 굳건히 유지하면서, 일상 속에서 시시각각 날아드는 수백 수천의 화살들을 온몸으로 맞으며, 버티어 내는 훈련을 해나가야 합니다. 화살이 날아와 박힐 때마다, 감정은 출렁거리고, 몸뚱어리는 진저리를 치며, 온 마음에 생채기를 남깁니다. 하지만 결코 물러서지 않고 날아드는 화살을 똑바로 쳐다보면서 알아차려야 합니다. 이 모든 것은 인연화합의 결과일 뿐 내가 어찌할 수 있는 것이 아님을. 현상계에서 겪게 되는 모든 일에 대하여 알아차리는 과정으로 넓혀 나가야 합니다. 그 단계에 이르러야 알아차림이 진정한 지혜로 발전하게 되는 것입니다.
　그러나 소위 명상을 한다고 하면서도, 여전히 일상에서 화냄, 성냄, 불안, 고통, 탐냄과 같은 번뇌와 갈애가 줄어들지 않음을 봅니다.
　일상에서 몸과 마음으로 행하는 수행이 아닌 머리로 이해하는 교학적 불법 공부에 치우치기 때문이기도 하고, 일상에서 사람과 일과 부대끼는 과정에서 시시각각 날아와 꽂히는 수백 개의 화살이 몸과 마음을 계속하여 뒤흔들어 놓기 때문이기도 합니다. 어떤 이유에서든, 일상의 삶 속에서 수행의 정도를 지켜내는 것은 참으로 지난한 일입니다.

명상은 일상 속에 녹아들어야 합니다.

그리하여 삶의 변화를 가져오고, 근본적인 생각의 전환이 따라와야 합니다. 그것이 진정한 수행의 진전입니다. 소걀 린포체[31]는 이렇게 말합니다.

"행위 속에서 명상을 통합하는 것이 명상의 기본이자 핵심이며 목적입니다."

많은 사람들이 명상을 수년간 수행하였지만 전혀 바뀐 게 없다고 푸념을 늘어놓곤 합니다. 그것은 그들의 영적인 수행과 일상의 삶 사이에 깊은 괴리가 존재하기 때문입니다. 수행과 삶이 서로에게 전혀 영감을 주지 못하고 완전히 동떨어진 두 세계로 각각 존재하는 것과도 같습니다.

하여 두 세계가 서로 동화되게 만들기 위해서는, 명상의 과정에서 체득한, '알아챙김'으로 대상을 인지하는 방법을 굳건하게 유지하면서, 그것이 일상의 삶에 섞여 들어가게 하여야 합니다.

명상을 마치고 일상의 삶으로 되돌아갈 때, 명상이 당신에게 가져다준 지혜와 통찰, 자비와 유머, 관대함과 같은 것들을 하루하루의 생활 속에 스며들게 하여야 합니다. 이는 세상 모든 것의 본질은 착각과 꿈 같은 것이라는 명상의 깨달음을, 고요히 집중된 마음의 상태를 통해 당신이 행하

---

31. 소걀 린포체(Sogyal Rinpoche, 1947~)는 티벳 캄 태생으로 영국 케임브리지에서 수학하고 서구세계에 가르침을 전하는 데 헌신하여 왔으며, 명저 《The Tibetan Book of Living & Dying》으로 널리 알려져 있음

는 모든 행위 속에 나타나도록 만드는 것입니다.

두좀 린포체는 그래야만 하는 이유를 이렇게 설명합니다.

"세상 모든 것이 한 편의 꿈과 착각에 불과하다는 깨달음에도 불구하고, 우스꽝스럽게도 당신은 그 삶을 지속해야 합니다."

업 지음은 우리가 선택한 스스로의 행위와 말과 생각을 통하여 일어남을 절대 잊어서는 안 됩니다. 명상의 고요함과 깨달음으로 일상의 삶을 바꾸지 못한다면, 윤회의 원인이 되는 업 지음으로부터 영원히 벗어날 수 없습니다.

그것이 삶과 인식의 전환을 통해, 이번의 생에 기필코 영적 진화(깨달음)를 만들어내야만 하는 이유인 것입니다.

수행은 일상의 삶 속에 녹아들어야 합니다. 그래야만 진정한 영적 진화의 길에 들어설 수 있습니다.

제28화
일상 속 수행, 알아챔김

아침저녁 출퇴근 길은 언제나 차가 막힙니다. 매일 차 안에서 적게는 수십 분 길게는 한두 시간을 머물게 됩니다. 그 시간 동안 달리 할 일이 없다 보니, 하릴없이 라디오를 듣거나 아니면 잡생각에 빠져 시간을 흘려보내고 맙니다.

교통 정체로 속도가 떨어진 차 안에서 브레이크와 액셀을 번갈아 밟아가며 지루하게 오랜 시간을 머물다 보면, 자연히 이런저런 잡생각이 꼬리를 물고 일어납니다. 요 며칠 사이에도 운전 중에 정말 많은 생각들이 떠올랐다 사라지기를 반복했습니다.

너무 오래전 일이라 까마득히 잊고 있던 일들이 어찌 그리 생생하게 떠오르는지 참 신기하기도 했습니다. 게다가 한 생각이 떠오르면 다시 꼬리를 물고 다음 생각이 두서없이 이어졌습니다. 신기하기도 재미나기도 해서 한참을 그러고 있다가, 아차 싶어서 마음을 다잡곤 합니다.

문제는 그런 생각이 떠오를 때 제대로 알아차리고 마음챙김을 유지해야 하는데, 생각을 쫓아가며 은근히 그 유희를 즐기고 있다가, 뒤늦게야 '아차…' 하며 마음을 다잡는다는 것입니다. 그야말로 뒷북을 울리는 것이지요.

우리는 수행을 할 때 '정확하게 일어나는 생각을 관찰'해야 한다는 말을 많이 듣습니다. 대체 어떻게 관찰을 해야 '알아챔김'을 제대로 할 수 있는 것일까요?

알아챔김은 마음과 대상에서 일어나는 현상을 지금 이 순간 분명하게 알아차리고 그 알아차린 마음을 굳건하게 유지하는 것을 말합니다. 대개 사띠(sati)의 개념으로 알아차림과 마음챙김이라 널리 사용되고 있습니다만, 저는 두 가지를 묶어서 알아챔김이라 표현하였습니다. 임의로 새로운 말을 만드는 것이 바람직하지는 않습니다만, 같이 일어나야 하는 두 가지 마음 행위를 따로 풀어서 쓰는 것이 비효율적이라는 생각에서 하나로 묶어 봤습니다.

생각의 일어남에 대한 관찰은, 생각이 일어날 때 마음이 그 순간에 정확하게 붙어서 '일어남'을, 생각이 사라질 때는 사라지는 그 상황에 정확하게 붙어서 '사라짐'을, 들릴 때는 정확하게 그 들리는 순간 '들림'을 알아차리는 것입니다.

생각이 일어나고 한참 지나 사라질 때까지 멍하니 쫓아다니다가 나중에야 '이런 내가 뭐 하고 있는 거야?' 혹은 '왜 그런 생각이 일어났지?' 하고… 뒤늦게 챙기는 것은, 올바른 알아차림에 의한 마음챙김의 방법이 아닙니다. 일어나고 사라지는 그 정확한 순간순간을 놓치지 않고 보임, 일어남, 사라짐, 들림, 미워함, 좋아함을 그 현재 상황에서 정확하게 붙잡고 있어야 합니다. 그래야 다른 생각이 끼어들 틈이 없어집니다.

또한, 일어나고 사라짐을 붙잡고 관찰할 때에도, 있는 그대로의 상황에만 집중해야지, 이것은 이럴까 저것은 어떨까 지금 이렇게 하고 있구나 등

등 '스포츠를 중계방송'하듯이 생각을 물고 늘어지는 것 역시 생각을 쫓아가는 것에 불과하므로 올바른 챙김이 아니며 수행에는 방해가 됩니다.

알아챙김은 '있는 그대로의 마음을 지금 이 순간의 상황'으로 그대로 직시하는 것입니다.

아침에 눈을 뜨는 순간부터 잠들기 전 마지막 순간까지, 끊임없이 여섯 가지 감각기관에서 일어나는 모든 마음을 챙기는 것입니다. 당신이 집착하고 있는 꿈, 이상, 좌절, 걱정, 외로움 그 모든 느낌을 챙기고 올바로 이해하는 것입니다.

그러한 느낌과 생각이 일어날 때, 좋고 싫은 분별의 감정이 개입되고, 반응이 일어나기 직전의 마음을 그대로 알아차려야 하는 것입니다.

말처럼 쉽지 않으니 연습 또 연습이 필요합니다.

제29화
일상 속 수행, 화 다스리기

 사띠를 확립하고 알아차림을 유지하고자 할 때 가장 먼저 해야 하는 것이 감정의 문을 걸어 잠그고 단속하는 것입니다.
 감정에 휘둘려서는 알아차림을 견지할 수 없기 때문입니다. 그 중에도 가장 단속이 힘든 감정이 바로 '성냄'입니다. 고백하거니와, 제 개인적으로도 가장 절제 못 하는 게 바로 이 '성냄'입니다.
 성냄이 생기면 바로 평온이 사라지고 몸과 마음이 괴로워집니다.
 제일 먼저 '본인 스스로의 마음을 망가지게' 합니다. 그뿐만 아니라 성냄은 주변에 있는 다른 사람도 괴롭힙니다. 종국에는 성냄이 모든 문제를 일으키는 시발점이 됩니다. 오죽하면 붓다께서도 3독(貪嗔痴) 중 하나로 화(嗔)를 꼽으셨을까요?
 꼭 성냄이 필요한 그래야만 하는 상황이라면 그 정당한 이유에 대한 알아차림을 유지하면서 절제의 마음을 놓치지 않은 상태에서 행해져야 합니다. 그래야 본연의 목적도 달성할 수 있고, 자신이 망가지고 타인을 힘들게 만드는 것으로부터 벗어날 수 있습니다. 하지만 화를 참는 것은 정말 어렵습니다. 이것저것 따지기도 전에 분노가 먼저 폭발해버립니다.

성냄은 왜 일어납니까?

나의 생각, 나의 기준, 나의 이익이 침해되었을 때, 주체할 수 없이 솟아나는 감정이 '화'입니다. 이 또한, 나와 상대가 다르다는 분별하는 마음, 이로 인해 나의 것이 더 중요하다는 '자아'에 대한 집착의 산물입니다.

마음을 항상 관찰하다 보면 결국은 좋아하거나 아니면 싫어하는 마음밖에는 없다는 것을 알게 됩니다. 화의 원인이 되는 싫어하는 마음, 그걸 빨리 알아차리면 좋겠는데 자꾸 놓쳐버리고, (화낼 것 다 내버리고) 이미 한 템포가 지나서야 알아차리게 됩니다. 늘상 화부터 내고 뒤에 가서야 '아, 내가 또 화를 냈구나' 후회하는 것이지요. 알아차릴 틈새도 없이 오랫동안 몸에 밴 습관이 먼저 반응을 해버리는 것입니다.

하여 어떻게 하면 순간, 순간 놓치지 않고 싫어하는 마음을 바로 알아차릴 수 있는지가 수행의 관건이 됩니다.

뇌과학자들의 연구에서도 화가 나면 신경세포에서 아드레날린이 분비되는데 90초가 지나면 그 성분이 혈류에서 완전히 빠져나가 버린다고 합니다. 즉 아무리 화가 나도 그 마음은 90초 이상을 지속하지 못한다는 것이지요. 그 뒤에도 화가 지속되는 것은 의도적으로 화를 지속시키는 것에 불과하다고 합니다. 해서 과학적으로도 무조건 90초만 화를 참으면 화난 마음은 금세 진정이 되고 그 원인만 남게 됩니다.

그리고 원인을 돌이켜보면 나와 다름에 대한 '싫어하는 마음'에 불과했음을 알게 됩니다. 그 다름을 인정하고 나면 화를 낼 만한 것은 더이상 남지 않게 됩니다. 그렇게 성냄을 소멸시켜야 합니다.

이와 같이 화를 다스릴 때도 알아챙김이 주요한 방편이 됩니다. 저는 다소 성마른 성격에 참을성도 부족하다 보니 문제는 늘 나 자신에게 있는데, 정작 화는 다른 사람을 향해서 주변을 힘들게 만드니 세상에 이보다 나쁜 게 어디 있겠습니까? 이를 다스리지 못하고서야 무슨 수행을 논하겠습니까?

그러니 일상에서 이것부터 다스려야 합니다.

제30화
일상 속 수행, 걱정과 불안

하루에도 수많은 생각들이 일어나고 또 사라지지만, 그중에 가장 많은 부분을 차지하는 것이 아마도 '걱정과 불안'이 아닐까 합니다. 심지어 매 끼니마다 '오늘은 뭐 먹지?' 하고 고민 아닌 고민을 하고 있으니 말입니다.

재미난 조사 통계가 하나 있습니다.

사람들이 하는 고민에 관해 조사를 해봤더니, 40%는 아직 일어나지도 않은 일에 대한 걱정, 30%는 이미 지나간 일에 대한 미련, 12%는 질병이나 재난에 대한 우려, 10%는 자녀나 친구들에 대한 걱정이었다고 합니다.

즉 고민의 92%가 걱정한다고 해결되는 성질의 것이 아닌 것이었고, 단지 8%만이 현재 상황에서 해결해야 할 일에 관한 것이었다고 합니다. 한 마디로 다들 부질없는 것을 붙들고 걱정을 하고 있다는 말이지요.

걱정 그리고 불안한 마음은 어떻게 다스려야 할까요?

답은 간단합니다. 어떤 걱정과 고민이 일어났을 때, 이렇게 자문해보세요.

"지금 그 일이 일어났습니까?"

이미 지나가 버린 일이라면, 후회하거나 자책해도 소용없습니다. 돌이킬 수 없기 때문입니다. 아직 일어나지 않은 일이라면, 불안하거나 조급할 이유가 없습니다. 어찌 될지 알 수 없기 때문입니다.

이와 같이 비현실적인 고민에 감정과 시간을 낭비하기보다는 지금 무엇을 해야 하는지, 무엇을 할 수 있는지를 생각하는 것이 훨씬 낫습니다. 지금 할 수 있는 것만이 현실적인 실체이니까요.

지금 할 수 있는 것이 아무것도 없다면, 그 사실로 인해 또 불안감에 휩싸일 수 있습니다. 그럴 때는 그냥 기다리는 수밖에 없습니다. 때로는 시간과 조건이 갖춰져야 해결되는 일도 있기 때문입니다. 이 우주가, 내 업보가 조건이 성숙되어 풀려나갈 때까지 참을성 있게 기다리는 것입니다.

좀 더 솔직하게 이 우주의 비밀을 하나 말씀드리자면, 이 세상에서 우리의 의지대로 되는 일은 많지 않습니다. 열심히 할 수는 있지만 잘 되고 못 되는 그 결과는 우리 의지와는 상관이 없기 때문입니다. 그러니 조급해하고 불안해한다고 해서 달라질 것은 아무것도 없습니다. 단지 할 일을 하고 기다리는 것 외에는.

우리가 명상을 할 때도 시작 전에 늘 이렇게 되새깁니다.

"마음을 지나간 과거나 다가오지 않은 미래에 두지 말고, 지금 이 순간에 머물게 하세요."

정녕, 우리가 가진 것은 지금 이 순간밖에 없습니다. 나머지는 다 부질없는 허상일 뿐입니다. 걱정에 관한 티벳의 재미난 속담으로 마무리하겠습니다.

"걱정을 해서 걱정이 없어지면 걱정이 없겠네."

제31화
일상 속 수행, 곤경을 받아들이기

　명상의 평화 속에 깨달음으로 가는 지름길이 있다고 생각하지 말고 바른 삶 속에서 그것을 구하여야 합니다. 수많은 영적 가르침과 종교적 믿음 그 밖의 여러 영성의 법칙을 아는 것만으로 소용이 없습니다. 알고 이해하게 된 것을 어떻게 쓰느냐가 문제입니다.
　세상의 번뇌를 벗어나 명상이나 수행을 통해서 평화를 얻을 수 있다고 말합니다. 일견 맞는 말이지만, 그 상태를 벗어나 현실로 돌아오면 달라진 것은 아무것도 없으며, 우리에게 고통을 주고 곤경으로 몰아넣는 삶의 파고는 여전히 우리의 삶과 마음을 뒤흔들어 놓습니다. 하루하루 살아가는 일상의 순간에서 평화와 조화를 유지하지 못한다면 그 어떤 명상과 수행도 의미가 없는 것입니다.
　그래서 곤경이 닥쳐 왔을 때 비관하고 한탄만 할 것이 아니라 자기 자신을 돌아보아야 합니다.
　당신이 지금 육체적, 정신적으로 얼마나 힘든 상태에 있건 그것은 당신이 스스로 만들어낸 것이며, 스스로 씨 뿌린 것을 거두어들이고 있는 것입니다.

인과의 법칙은 피할 수 없는 자연의 섭리입니다. 원인을 만들어 내는 것도 나 자신이며, 그 결과를 오롯이 감내해야 하는 것도 당신 자신인 것입니다.

흔히들 카르마(업)의 인과응보를 보복성 징벌로 여기는 사람들이 많습니다. 하지만 그것은 사실이 아닙니다. 자신이 쌓은 카르마로 인해 받게 되는 삶의 고난은 내적 자아의 각성과 영적인 힘의 진화를 위한 것입니다. 우리가 이를 깨닫지 못하고 업보를 회피하거나, 또 다른 악업을 계속하여 쌓을 경우 삶의 고난은 점점 더 커지고 힘들어지게 됩니다.

그렇기에 아무리 힘든 곤경이 닥쳐와도 회피하지 말고 견디어 내야 합니다. 이를 통해 자신이 지은 업을 정화하고 소멸시킬 수 있기 때문입니다. 따라서 견딜 수 없을 만큼 힘든 고난이 찾아오지는 않습니다. 현생에 지은 업이 바로 다음 생에 영향을 미치지 않는 경우가 많습니다. 그것은 당신이 아직 감당할 준비가 되지 않았기 때문입니다. 하여 때가 이르러 조건이 성숙되고 당신이 그 곤경을 견디어 낼 수 있는 준비가 되면 그때 비로소 찾아오게 되는 것입니다. 이와 같이 카르마의 과보가 갖는 진정한 목적은 영적인 밸런스의 회복에 있습니다. 곤경을 이겨내고 업을 정화시켜 당신이 영적인 진화(깨달음)의 길로 나아갈 수 있도록 안내하는 것입니다.

그렇기에 우리에게 닥친 고난과 곤경은 사실은 기회라는 것을 이해하여야 합니다. 끝까지 회피할 수 있는 문제란 없습니다. 그것은 모두 당신이 스스로 지은 것이기 때문입니다. 지금 당신에게 닥쳐온 문제에 부딪히세요. 아무리 힘들어도 고난을 회피하면 안 됩니다. 지금 전생의 카르마(업)를 정화하고 소멸시키지 않으면 더 큰 고난이 찾아오기 때문입니다.

곤경을 이겨 내기 위해서는 지극한 인내심이 필요합니다.

인내는 명상을 통해 알아차리고 깨달은 이들이 보여주는 가장 중요한 품성 중 하나입니다. 삶의 본질을 진실로 통찰하게 된다면, 화내거나 실망하거나 좌절할 필요가 없어지며, 어떤 삶의 고난과 역경도 영적 진화의 자양분으로 기꺼이 받아들이기 때문입니다. 인내 속에서 당신에게 닥쳐온 이 곤경은 단지 넘어서야 할 하나의 파고에 불과하다는 것을 알게 됩니다.

제32화
일상 속 수행, 세상이 그대를

일반적으로 볼 때 수행자는 좀 어리숙 할 수 밖에 없는 것 같습니다. 삶이란 하나의 괴로움인 것을 알고 온갖 욕망의 무거운 짐을 내려 놓으려다 보니, 세속적 욕망과 이익을 챙기는데 둔하거나 무심해지게 됩니다. 한마디로 영리하게 처세를 못하는 것이지요. 그로 인해 크고 작은 손해를 보는 것은 사실 큰 문제가 아닙니다. 어차피 별 관심도 없던 것이니까요. 문제는 그런 수행자를 세상이 가만 놔두지 않고, 싸움을 걸어 온다는 것입니다.

"왜 그렇게 바보 같이 사니? 손해 보는게 억울하지도 않아?"

세속적 관심사로 끌어 들이기 위한 유혹과 자극은 끝이 없습니다. 그 자극은 결코 멀리서 주어지는 것이 아닙니다. 가족, 친지, 친구 그리고 동료들, 늘상 얼굴을 맞대는 가까운 이들로부터 가장 빈번하게 나옵니다. 비즈니스를 위한 만남에서는 어리숙해 보이는 이들에게서 조금이라도 더 뜯어 내려고들 합니다. 그래서 수행자는 늘 외롭습니다.

일반인들은 스트레스를 받으면 일부러 자리를 만들고 사람을 만나 술을 마시고 떠들면서 감정을 털어내 버리고 애써 잊으려 합니다. 반면에 명상과 수행을 하는 이들은 어려움이 닥치면 오히려 혼자가 되어 더 깊이 자기 속으로 들어가곤 합니다. 그런데 이것이 감당하기 힘든 현실을 회피하고 은신처를 찾는 행위가 되어서는 안됩니다. 스스로에게 자문하고 명확히 하여야 합니다. 현실 도피인지 내면에서 답을 찾기 위한 관찰의 행위인지를.

흔히들 수행자라고 여기게 되면, 스스로의 감정을 철저히 절제하고 다스려 늘 평정심을 유지해야 한다고 은연중에 자신을 다그칩니다. 감정을 인위적으로 억제하려는 노력을 다른 사람보다 훨씬 더 많이 하게 되는 것이지요. 수행자에 대한 주변인의 평가는 더 가혹합니다. 조금만 감정을 직설적으로 표출하거나 자신의 이해와 상충되는 일이 벌어지면, "수행한다는 사람이 그렇게 밖에 못하느냐?"고 비아냥을 댑니다. 그러니 스스로 수행자라고 여기는 사람은 더 엄격하게 자신의 감정을 통제하고 다 잡으려는 강박관념에 시달리게 됩니다. 사람이 살아 있는 한, 마음이라는 것이 있고 그 마음은 스스로 자가발전을 하며 생동하는 것이 자연적인 이치 입니다. 걸어 다니는 시체인 좀비가 아닌 다음에야 수행자도 감정이 있고 그것에 대한 표출이 있는 것입니다. 그럼에도 인위적인 감정의 억제와 통제가 지속되면 오히려 내적 감정의 소모가 증가하여 어느 시점에는 그것이 우울증과 홧병이 되어버리는 것입니다. 수행자가 홧병이라니요? 우습지만 재가 불자들이 일상에서 늘 상 겪고 있는 현실 입니다.

오랜 수행과 내면에 대한 탐구 끝에 탐진치(貪瞋癡)의 마음이 모두 정화되어 사라지고, 어떤 일이 닥쳐 와도 감정이 전혀 동요되지 않는 그런 심적 상태가 자연스럽게 드러난 것이라면 문제가 없을 것입니다. 그러나 우리가 일상에서 부딪히고 문제를 해결하고 때로는 격론과 설득과 협상이 오가야 하는 치열한 생존의 현장에서 모든 것을 내려놓고 대응하기란 참으로 쉽지 않습니다. 상대는 전혀 그런 것을 고려해주지 않는 일반인들 이니까요. 치열한 삶의 현장에서 생업과 수행을 병행해야 하는 재가 불자의 입장에서 어디쯤 자리매김을 해야 할 지가 늘 고민입니다.

그럼에도 불구하고 수행자는 이 세상과 다투지 않아야 합니다. 수행자는 세상과 싸우지 않습니다. 세상이 수행자에게 계속 싸움을 걸어올 뿐 입니다. 세속적 표현으로는 알고도 당하면서 살아야 하고, 좀 고상하게는 다툼으로부터 초월하여야 합니다. 진리를 향한 구도의 길을 가는 사람은 세속적 관심사를 위해 다투어서는 안되며, 서로 견해가 다르다 하여 다툴 이유도 없습니다. 당장은 힘들고 다소 불편하겠지만 거짓과 위선 없이 바르게 처신하여야 합니다.

법구경(法句經) 중에 수행자의 덕성에 관한 다음과 같은 구절[32]이 있습니다.

> 남에게 멸시 받고 속임을 당해도
> 다만 계율을 지키고 몸을 단정히하여 스스로를 다스리면
> 그를 범지(梵志)라 일컫느니라.

---

32. 법구경 〈담마빠다〉 제26장 범지품(梵志品) 중에서 발췌 인용

범지(梵志)는 산스크리트어 바라문(brāhmaṇa)의 음사로, 청정한 수행을 통해 범천에 태어나기를 서원하는 사람을 말하는 것이니, 한마디로 수행자를 뜻하는 것입니다. 당신이 아무리 명상과 수행으로 평온을 얻고 고요히 머물고자 하여도, 이 세상은 당신에게 끊임없이 싸움을 걸어올 것입니다. 그런 유혹에 대해 반응한다면, 당신이 어떤 행위를 하든 그것은 인과의 흔적을 남길 뿐입니다. 그러니 이 세상이 당신을 속일 지라도, 그 욕됨을 성내지 않고 묵묵히 참아내며, 마음 속의 욕심을 버려나가야 진정한 수행자라 할 것입니다.

세상과 다투지 않음으로 인해 당신이 심신에 상처를 입었다고 해서, 그것에 대해 이 세상이 주는 격려나 보상 따위는 없습니다. 다만 한가지 확실한 것은, 이 세상이 당신에게 걸어오는 싸움은, 당신이 이전에 행한 업의 과보를 스스로 정화하는 기회이거나, 당신의 수행을 진정한 구도의 차원으로 이끌어주기 위한 시련일 뿐입니다. 함께 울고 웃으며 때론 같이 슬퍼하며 감정을 물과 같이 흘러가게 두시기 바랍니다. 다만 행위에 악한 의도가 없도록 생각을 늘 단속 하고, 계율을 잘 지켜낸다면, 어떤 감정에 휩쓸려도 정도에서 크게 벗어나지 않을 것입니다.

그러니, 힘들어도 너무 아파하지 않았으면 좋겠습니다.

제33화
일상 속 수행, 마음의 적

올바르고 청정한 수행의 시작은 '이번 생(生)에 집착하지 않는 것' 입니다. 당신이 이번 생에 대한 집착을 내려놓지 못한다면, 그것이 계율이든 마음 공부든 명상이든 그 어떤 수행도 그저 세속적인 행위일 뿐입니다. 진정한 깨달음은 커녕 세속적 풍요 마저도 가져다 주지 않을 것입니다.

그러하기에 어떤 수행을 하더라도 그것이 생에 대한 집착과 섞이게 해서는 안됩니다. 티벳의 큰 스승이자 은둔 수행자셨던 자델 린포체(Chatral Rinpoche)[33]는 이렇게 말했습니다.

> 번잡한 세상 속에 머물든 외롭게 홀로 은둔하든 그 어디에 있건,
> 당신이 진정으로 다스리고 넘어서야 할 마음 속의 적들은,
> 다섯 가지 마음의 독, 여덟 가지 세속적 관심사 뿐이다.

---

33. 자델 린포체(1923~2015)는 티벳 닝마파의 큰 스승 중 한 분으로, 평생 채식과 방생을 주요수행으로 삼고 세속에 대한 관심 없이 오직 중생을 위해 보살행을 실천한 은둔의 수행자

다섯 가지 마음의 독(Five poisons)은, 무지, 집착, 혐오, 자만 그리고 질투하는 마음을 말하는 것입니다. 집착, 혐오, 자만, 질투하는 마음은 잘 아시는 것이겠고, 무지(無知)는 법의 진리와 가르침을 모르는 것을 말합니다. 가르침의 인연도 오랜 세월의 공덕에 의한 것이라 했으니, 그게 뭔지도 모른 채 이번 생을 그냥 마친다면 그보다 불행한 것은 없을 것입니다.

여덟 가지 세속적 관심사(Eight worldly concerns)라 함은, 행복하고자 하는 바램과 고난에 대한 두려움, 명예에 대한 열망과 보잘것 없음에 대한 두려움, 칭송에 대한 열망과 비난에 대한 두려움, 소유에 대한 욕망과 상실에 대한 두려움을 말하는 것입니다.

우리는 늘 좋은 일만 일어나고 나쁜 일은 없기를 바라며 살아갑니다. 하지만 옛말에도 '호사다마(好事多磨)'라 했듯이, 좋은 일과 나쁜 일은 동전의 양면처럼 늘 함께 일어나는 것입니다. 당신이 명예든 재물이든 세속적 욕망으로 이득을 취하는 순간부터, 그것을 유지하고 잃어버리지 않기 위해 전전긍긍하는 삶을 살게 됩니다. 당신이 그것들을 손에 움켜 쥐고 있는 한, 그것으로 인해 얻게 되는 세속적 만족의 크기만큼 당신의 내면은 궁핍해지고 마음속 평온은 사라지게 되는 것입니다. 만약 정당치 못한 수단으로 획득한 것이라면 그 대가는 더 혹독하게 다가올 것입니다. 허니 그 부질없는 것들에 얽매여 생을 낭비하는 것처럼 어리석은 일은 없다 하겠습니다.

한번 태어난 생은 언젠가는 반드시 사멸합니다. 그렇기에 이번 생에서 당신을 유혹하는 모든 것은 본질적으로 무상하고 텅 비어 있는 것입니다. 조금이라도 집착할 만한 그 무엇도 그 속에 들어있지 않습니다. 그럼에도 불구하고 우리는 다섯가지 마음의 독에 중독되어 여덟가지 세속적 관심사를 탐닉하며 이 소중한 생을 허비하고 있습니다.

조금만 눈을 돌려보면 훨씬 가치 있는 일들이 주변에 늘려 있습니다. 먼저 마음 다스림을 통해 일상에서 크고 작은 '욕망'을 내려 놓는 것에서부터 시작하시기 바랍니다. 마음 속 욕망의 그릇이 비워지는 만큼 그 빈자리는 '자비의 마음'이 채워질 것입니다. 그리고 예전에는 보지 못했던, 당신의 도움을 기다리는 수많은 존재들이 당신의 눈에 들어오기 시작할 것입니다. 타인의 고통과 아픔은 이타심(利他心)의 눈이 열려야만 비로소 볼 수 있는 것이기 때문입니다.

명상을 통해 얻은 지혜의 힘으로 마음속 적들을 단호히 물리치고 좀더 가치 있는 일에 자신의 생을 귀하게 사용하시기 바랍니다. 그것은 일상의 삶 속에서 '갈애'를 다스리고 '욕망'을 잠재워 '집착'을 소멸시키는 길로 나아가는 출발점이 될 것이며, 영적으로 조금이라도 더 진화된 다음의 생, 나아가 해탈 지견에 도달하기 위한 구도의 여정이 되어줄 것입니다.

조금만 더 내려 놓으시고, 가르침에 의지하여 한 걸음씩 뚜벅 뚜벅 걸어 가시면 되는 것입니다.

제34화
일상 속 수행, 지금 이 순간

제 블로그에 참 좋은 글이 남겨져 있습니다. 예전에 어디선가 읽었던 글을 메모해 두었던 것이 분명한데 출처를 찾을 수가 없습니다.

> "어린아이들은 과거, 현재, 미래가 있는 직선적인 시간 개념에 아직 적응되어 있지 않다. 그들은 즉시의 현재, 바로 지금에만 관계한다."

나이가 들어가면서 우리는 과거에 배운 것을 현재와 예상 속의 미래로 끌어들이는 성인의 가치관에 물들어 갑니다. 그러한 경향에 익숙해지면 대부분의 사람들은 직선적으로 연결되는 과거, 현재, 미래라는 개념의 타당성을 의심해보는 것조차 쉽지 않게 되어 버립니다. 하여 과거의 불안, 고통, 좌절의 경험이 현재와 미래에 똑같이 반복될 것이라고 믿어 버리게 됩니다.

하지만 가만히 생각해보면 시간이란 것이 반드시 과거에서 현재, 미래로 순차적으로 흘러가는 것이라는 증거는 아무 데도 없습니다. 이런 일차원적 직선적 시간 개념은 서구 문명이 만들어낸 허상에 불과합니다. 아인슈타인에 따르면 시간은 속도와 중력에 대해 상대성을 띠기에 사건의 발생에는 정해진 순서가 없으며 보는 이의 시각에 따라 두 가지 사건이 동시에 일어난 것일 수도 혹은 속도에 따라 시간차가 존재할 수도 있다고 했습니다. 일상에서 손쉬운 예를 들자면, 우리 자신도 어떤 때는 시간이 빠르게 흘러가는 것처럼 어떤 때는 느리게 흘러가는 것처럼 느낍니다. 심리적으로도 시간이란 심리상태나 정보처리 과정에 따라 다르게 흐를 수도 있다는 것입니다.

이와 같이 시간을 '과거-현재-미래'로 구분하여 생각하는 서구의 시간 개념은 우리로 하여금 과거와 미래에 대한 생각에 얽매여 지금 살고 있는 현재에 충실하지 못하도록 만듭니다. 우리가 만약 직선적 시간의 관념에서 벗어날 수 있다면, 더 이상 시간에 얽매이지 않고 지금 눈 앞에 펼쳐지는 현재에 더 집중하여 살아갈 수 있을 것입니다.

현재는 과거로부터 왔다가 덧없이 미래로 흘러가 버리는 것이 아니라 빛나고 의미 있는 순간순간의 연속이 되는 것입니다. 이미 지나가 버린 과거에 얽매이거나 오지 않은 미래를 걱정하며 시간을 허비하기보다 지금 이 순간을 소중히 나의 것으로 만들 수 있는 것입니다.

아이들이 가진 또 다른 놀라운 특징은 자신과 자신을 둘러싼 세상을 구분하지 않는다는 것입니다. 즉 자연과 일체가 되어 그 속의 일부로 자신을 인식하고 관계한다는 것입니다.

> "아이들은 세계를 조각난 것으로 보지 않고, 자신을 신체의 일부로서 이 세상의 모든 것과 연결되어 있는 것으로 느낀다."

유아가 전조작기(前操作期)³⁴에 해당하는 2 내지 7세에 이르면 여러 가지 여러 가지 인지적 특징들을 나타냅니다. 이 시기의 유아들은 타인이나 다른 사물이 항상 자신과 같은 것을 보고 같은 생각을 한다고 여기며, 자신에게 영향을 주는 모든 것이 살아 있고 자신과 같이 감정을 가지고 사고를 할 수 있다고 생각합니다. 또한, 꿈이 실제로 주위에서 실제로 일어나는 것이라고 여깁니다. 자녀를 키워 보신 분이라면 어떤 모습을 말하는 것인지 쉽게 짐작하고 또 공감하실 것입니다.

이와 같이 아이들은 시공간의 제약 속에 자신을 얽매지도 않으며, 나와 나를 둘러싼 자연과 대상을 굳이 분리하여 생각하지도 않습니다. 그런 일체감 연대감을 잃어버리지 않은 아이들의 모습은 우리가 애써 되찾고자 하는 마음의 순수한 본성과 무척 닮아 있습니다. 우리가 명상을 통해 내면을 들여다보고, 수행으로 마음의 평온을 찾고자 하는 것이 우리의 본성이 이 세상과 동떨어진 개체가 아니라 서로 연결되어 있는 커다란 전체로서의 일부라는 것을 깨닫기 위한 과정이라고 보면, 그것은 어쩌면 변해 버린 우리 자신을 어린아이였을 적의 순수한 상태로 되돌리고자 하는 바람에 불과할지도 모릅니다.

이는 불성(佛性), 아트만(Atman), 진아(眞我)라는 것이, 어디 먼 곳에서 찾아 헤매야 할 피안의 그 무엇이 아니라, 본시 우리 안에 있던 참 본성을 지각하는 것일 뿐이라고 역설하는 스승들의 가르침과 일맥상통합니다.

어린아이들이 자신을 세상의 일부라 여기는 그 순진무구한 연대감과 일체감을 생각해봅니다. 나이가 들어가면서 세상을 살아가는 이분법적 가치

---

34. 전조작기(Preoperational Stage)란 피아제(J. Piaget) 이론에서의 제2단계로 대략 만 2세~7세 사이 아동의 사고 특징을 말함

관이 주입되고, 어린 시절의 순수한 지각이 혼탁해지고, 거기에 수많은 이전 생에서 반복된 업행들이 부지불식간에 영향을 미치면서 또 다른 원습(原習)이 쌓여 가는 과정을 돌이켜 봅니다. 이런 원습의 찌꺼기가 내면에 남아 일상에서 우리의 삶을 지배하는 한, 나와 너 그리고 이 세상을 구분하는 이분법적 사고에서 우리는 단 한 발짝도 벗어날 수 없습니다.

있는 그대로 받아들이고 존재하는 아이들의 천진난만한 모습 속에 그 해답이 있을지도 모릅니다.

제35화
거스를 수 없는 흐름에 들기

명상에서 얻은 멈춤과 지혜를 바탕으로 일상 속에서도 알아챔김을 유지하기 시작했다면, 당신은 이미 단순한 명상가를 넘어 수행자의 길에 접어든 것입니다. 여기까지 왔다면 그저 명상의 평온함에 만족하지 말고 한 걸음 더 깊숙이 들어서야 합니다.

그리고 기왕 수행자의 길을 가기로 결심하였다면 막연히 안개 속을 헤매기보다는 수행 성취의 단계를 분명히 알고 자신의 목표로 삼아 정진하는 것이 훨씬 도움이 될 것입니다.

깨달음에도 여러 가지 단계가 있습니다. 단박에 최상의 경지인 아라한과에 이르고 적멸에 든다면 더할 나위가 없겠지만, 대개는 단계를 밟아가며 올라갈 수밖에 없는 것이 현실입니다. 수행자가 위빠사나를 열심히 정진하여 바라밀[35]이 성숙되었을 때, 제일 먼저 도달하게 되는 경지가 수다원의 도과에 이르는 것입니다.

---

35. 열반에 이르고자 하는 보살의 수행

수다원은 수행자가 도달하는 4단계의 성취인 예류과(豫流果/수다원), 일래과(一來果/사다함), 불환과(不還果/아나함) 및 아라한과(阿羅漢果/아라한) 중에서 처음으로 도달하게 되는 입류의 단계에 해당합니다.

수다원은 번뇌가 아직 남아있는 불완전한 상태이긴 하지만 이 단계에 이르게 되면 그에 합당한 훌륭한 공덕들을 갖추게 됩니다. 수다원 도과의 가장 큰 성취는, 인간 세상이나 천상계에 최대 일곱 번만 재생연결(윤회)을 한다는 것입니다. 즉 최대 일곱 번의 윤회 이내에 아나함의 지혜에 도달해서 정거천[36]에서 반열반에 이르거나, 바로 아라한에 도달할 수도 있습니다.

어떠한 과정을 거치든, 심지어 다음 생에서 자신이 성취한 도과를 완전히 잊어버리고 세속적인 존재로 지내더라도 8번째에는 더 이상 사람이나 천상의 생을 받지 않는다는 것이니, 이미 일반 범부와 구별되는 특별한 공덕을 성취한 것입니다.

수다원 성취자의 특징은, 지옥, 축생, 아귀, 아수라 4악처에 떨어질 위험에서 벗어난 것입니다. 10가지의 족쇄 중 색계에 결박시키고 악처에 태어나는 원인이 되는 족쇄는 다섯 가지(오하분결)가 있습니다.

> 첫째, 정신과 물질의 법들을 나로 여기는 유신견 (사견)
> 둘째, 붓다, 가르침, 승가, 수행, 계에 대한 불신 (의심)
> 셋째, 8정도를 따르지 않고 고행 등 다른 방법으로도 해탈이 가능하다는 그릇된 견해 (계금취견)
> 넷째, 감각적 욕망과 탐하는 마음 (탐욕)
> 다섯째, 성냄 노여움 분노 증오하는 마음 (적의)

---

36. 불환과(不還果, 아나함)를 얻은 성인이 간다고 하는 색계(色界)의 다섯 하늘

이러한 다섯 가지 족쇄 중 사견, 의심, 계금취견(戒禁取見) 세 가지는 완전히 소멸되었으며, 탐심과 악의가 제거된 거친 수준의 감각적 욕망과 적의만 남아 능히 수다원의 지혜에 의해 다스릴 수 있는 상태이기에 이로 인해 사(四) 악처에 떨어질 위험은 없어졌다고 말하는 것입니다.

수다원 성취자는 다섯 가지 족쇄의 제거 이외에도 아래와 같은 행위적인 특성들을 보입니다.

> 첫째, 불법승(佛法僧) 삼보에 대한 믿음이 굳건하며,
> 둘째, 사성제(四聖諦)의 바른 법을 분명히 알고 보며,
> 셋째, 오계(五戒)를 철저히 지키고,
> 넷째, 5가지 족쇄(五下分結)들이 제거되었고,
> 다섯째, 지옥에 떨어지는 6 악행(六逆罪)을 저지르지 않습니다.

그러하기에 수다원은 악처에 태어날 위험으로부터 벗어났을 뿐만 아니라, 최대 일곱 번의 윤회 이내에 반열반에 들 수 있는 조건이 갖추어지게 되는 것입니다.

예류(豫流), 흐름에 든 자

스스로 이러한 공덕을 온전히 구족하였다면, 수행자는 비로소 "나는 수다원에 이르렀다"고 선언할 수 있는 것입니다. 하여 수다원에 이른 사람은 이렇게 말할 수 있습니다.

"나는 수다원이다. 지옥에 떨어지지 않는다. 축생이나 아귀로 태어나는 것도 다했다. 다시 타락하여 공덕이 무너져 악처에 떨어지는 성품이란 없

다. 법에 의해 뒤로 물러섬 없이 위의 세 가지 도과(道果)에 도달하는 것만이 가야 할 길이다."

즉 수다원에 이르면, 붓다의 법과 지혜의 가르침에 확고한 믿음을 갖게 됩니다. 이 세상 어떤 단체나 사람으로부터 경제적, 정치적, 사회적 유혹을 받더라도 결코 의지하는 가르침을 바꾸는 일이 없게 됩니다.

한마디로 "거스를 수 없는 흐름에 접어든 자"가 되는 것입니다.

이번 생 구도의 서원(誓願)은 더도 말고 덜도 말고 여기까지만 세워 보시는 건 어떻습니까?

제36화
붓다 가르침의 핵심

2,500여 년 전, 일생 동안 참으로 오랜 세월 진리를 찾아 헤매던 한 사내가 인도 북부의 어느 고요한 지역에 당도하여 한 그루 나무 아래에 좌정하고 앉았다. 그는 계속하여 나무 아래에 앉아 진리를 발견하기 전까지는 결코 자리에서 일어나지 않겠다는 거대한 결심의 서원을 세웠다. 동이 틀 무렵, 그는 이 세상 모든 어두운 기운의 망상을 극복하였고, 이른 아침 금성의 별빛이 새벽하늘에서 질 무렵, 오랜 인내와 수행 그리고 흠 결 없는 집중으로 인간의 존재가 성취할 수 있는 궁극의 목적인 '해탈'을 이루었다. 이 사내가 바로 '붓다'로 세상에 널리 알려진 그분이시다. (티벳 삶과 죽음의 서, 제5화, 소갈린포체)

당신이 명상에서 수행의 단계로 한 계단 올라서고자 수다원의 서원을 세우셨다면, 붓다께서 남기신 가르침을 제대로 이해하여야 합니다.

붓다께서 보신 것은, 마음의 본성에 대한 무명(無明)[37]이 윤회에서 비롯

---

37. 모든 번뇌의 근원이 되는 사견(邪見), 망집(妄執), 미혹(迷惑)으로 사성제(四聖諦)를 알지 못하는 무지한 마음

한 모든 고통의 뿌리이며, 무명의 근원은 탐진치(貪瞋癡)에 중독된 마음이라는 것입니다. 탐진치에 중독된 마음을 끊어내는 것이 곧 윤회로부터 벗어나는 열쇠이며, 이것은 명상의 수행을 통해서 마음을 그 본연의 자리로 돌려놓는 것임을 깨달으신 것입니다.

무명과 탐진치에 중독된 마음을 본연의 자리로 돌려놓기 위해 명상을 통해 이해하고 깨우쳐야 할 가르침은 간명합니다. 가르침의 핵심은 불교 세계관의 근본원리인 고(苦) 무상(無常) 무아(無我)의 깨달음인 삼법인(三法印), 마음의 현상인 고통에서 벗어나기 위한 가르침인 고집멸도(苦集滅道)의 사성제(四聖諦), 탐진치(貪瞋痴)를 내려놓기 위한 청정범행의 지침인 계정혜(戒定慧)의 팔정도(八正道) 그리고 존재의 원인과 조건에 관한 연기(緣起)의 네 가지입니다.

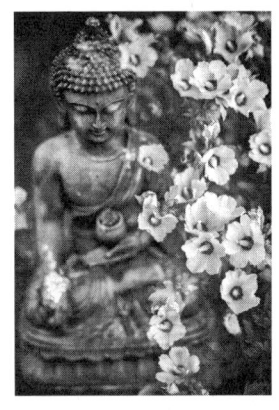

물론 각각의 내용을 파고들자면 너무나 심오하고 복잡하여 난해하기 그지없습니다. 그러나 교학적으로 어렵게 접근한다고 해서 바르게 이해할 수 있는 것은 결코 아닙니다. 가르침은 본시 듣고 암송하고 명상하고 수행하여 깨우치는 것이지 머리로 이해하는 것이 아니기 때문입니다. 기본 개념을 명료하게 정리하신 후 진정한 의미는 명상 속에서 깨우치셔야 하는 것입니다.

삼법인(三法印)은, 불교 세계관의 근본원리인 고(苦) 무상(無常) 무아(無我)에 대한 깨달음을 말합니다. 모든 존재의 삶은 본질적으로 고통일 뿐이니(一切皆苦) 그것은 모든 것이 불멸하는 실체가 없고(諸法無我), 모든 것이 덧없기(諸行無常) 때문이다. 하여 이러한 진실을 직시하는 것에서 깨달음으로 가는 길은 시작되는 것입니다.

사성제(四聖諦)는, 존재하는 모든 것들은 고통에 직면합니다. 그러나 모든 존재는 각성의 삶을 통해 그 고통을 뛰어넘을 수 있고, 결국에는 깨달음을 얻어 해탈에 이를 수 있다는 고집멸도(苦集滅道)의 길을 보여줍니다. 즉 괴로움이 있음은(苦), 집착 때문이니(集), 팔정도 수행으로 탐진치를 내려놓고(滅), 깨달음에 이를 수 있다(道)는 네 가지 진리를 깨달아 무명에서 벗어나라는 가르침입니다.

팔정도(八正道)는, 계정혜(戒定慧) 여덟 가지 청정범행의 바른 실천을 통하여 탐진치(貪嗔痴)를 내려놓을 수 있음을 가르쳐 줍니다. 지혜(慧) 수행은 바른 견해와 바른 생각으로 법에 대한 올바른 이해를 통해 수행의 방향성을 제대로 잡아야 함을, 계율(戒) 수행은 바른말, 행동, 생업으로 불선을 멀리하고 선을 행하여야 함을, 선정(定) 수행은 선업을 늘리기 위한 부단한 노력으로 그릇된 견해에 빠지지 않게 몸과 마음을 챙기고, 알아 챙긴 마음으로 위빠사나 수행을 하여 번뇌와 욕망에서 벗어나야 함을 말합니다. 이 여덟 가지의 실천 외에 청정한 마음을 갖게 해주는 다른 길은 없습니다.

연기(緣起)는, 이 세상 모든 존재와 현상은 원인과 조건이 서로 관계하여 성립되는 상호 인연에 의한 것이니 홀로 존재하는 것은 없다는 가르침입니다. 연기는 존재가 어떻게 형성되어, 자아가 생겨나고, 업을 짓고, 윤회하게 되는지의 과정을 상호 인과의 논리로 매우 분명하게 이해시켜 줍니다. 《청정도론(淸淨道論)》은 연기를 '무명-행-식-명색-육처-촉-수-갈애-취착-유-생-노사'의 12단계로 구분하여 12연기설(緣起說)로 좀 더 체계화시켰습니다.

붓다의 가르침 중 가장 핵심적인 것이 바로 이 연기(緣起)이며, 명상을 통해 붙들어야 할 가장 중요한 화두 중 하나가 바로 이것입니다. 자세한 의미는 다음 글에서 살펴보겠습니다.

각자 명상의 길에 들어선 많은 이유가 있겠지만, 수행자의 입장에서 보면 더도 덜도 없이 이 네 가지 진리를 몸소 체득하여 깨우치기 위한 것이 그 목적입니다.

깨달음에 이르는 다른 길은 없기 때문입니다.

제37화
12연기, 그 미묘함의 이해

'12연기법(緣起法)'은 무명에서부터 시작하여 욕망의 세계에서 자아가 어떻게 만들어지고, 이것이 어떻게 생사로 이어지는지를, 조건 발생과 소멸의 열두 가지 연결 과정으로 해체하여 설명해주는 붓다 가르침의 요체입니다.

《청정도론(淸淨道論)》에서는 이해를 돕기 위하여 무명(無明), 행(行), 식(識)은 과거, 명색(名色), 육입처(六入處), 촉(觸), 수(受), 애(愛), 취(取)는 현재 그리고 유(有), 생(生), 노사(老死)를 미래로 구분하여 설명하고 있습니다.

항목별로 하나씩 풀어가며 뜻을 살펴보겠습니다. 또한, 12연기가 궁극적으로 말하고자 하는 가르침이 무엇인지도 되짚어 보겠습니다.

첫 번째, 무명(無明)은 이 세상과 존재의 근원을 알지 못하는 어리석은 상태를 말합니다. 이 어리석음으로부터 연기의 연쇄고리가 시작됩니다.

두 번째, 행(行)은 아무것도 알지 못하는 무명의 상태에서도 과거 여러 생(生)을 통해 이미 지어 왔던 업(業)은 존재하는 것을 말합니다. 한번 지은 업(業)은 스스로 과보를 청산하기 전까지는 소멸되지 않고 장식(藏識)[38]에 고스란히 저장되어 있습니다.

세 번째, 식(識)은 다시 태어남을 맞이할 때, 장식에 저장된 과거의 업 중에서 가장 지배적인 것이 첫 마음(識)으로 일어나 내생(來生)의 몸, 즉 수태될 부모를 결정하는 데 영향을 미치는 것을 말합니다. 이것이 과거의 행을 조건으로 식이 일어나 명색을 결정한다는 '재생연결식'의 작용 구조인 것입니다.

《청정도론》에서는 여기까지를 "과거/전생"에 관한 것으로 구분하였습니다. 그 이유는 이것이 전생을 마감하고 현생의 몸을 받기 직전까지에 관한 것이기 때문입니다.

네 번째, 명색(名色)은 재생연결식의 끌림에 따라 현생의 부모와 몸이 결정되는 것을 말합니다. 그것은 인간일 수도, 동물일 수도, 아니면 또 다른 육도 세상의 존재일 수도 있겠지요. 인간의 몸을 다시 받은 것을 전제로 계속하겠습니다.

다섯 번째, 육입처(六入處)는 안이비설신의(眼耳鼻舌身意) 여섯 개의 감각기관을 말합니다. 현생의 몸은 받았지만 태아나 유아의 상태에서 아직 마음은 일어나지 않았습니다. 이제 여섯 개 감각기관을 통해 외부의 대상을 인지하게 됩니다.

여섯 번째, 촉(觸)은 여섯 개 감각기관이 외부 대상인 색성향미촉법(色聲香味觸法)을 만나 세계를 인식하고 생각을 형성해 나가는 구체적 행위를 말합니다. 외부 대상의 자극이 감각기관을 통해 육입되는 것을 말하는

---

38. 아뢰야식(阿賴耶識): 업이 저장된 내면의 근본 마음 중 하나

것입니다.

 일곱 번째, 수(受)는 대상이 육입(觸)을 통해 감각기관을 자극하면 어떤 느낌(受), 즉 좋거나, 싫거나 혹은 좋지도 싫지도 않은 것 중 하나의 느낌이 일어납니다. 사실 여기까지는 순수한 자극과 반응의 메커니즘에 해당하니 문제가 될 것이 없습니다. 다음 과정으로 넘어가면서 이제 본격적인 생각, 의지와 같은 마음 작용이 형성되기 시작합니다.

 자극을 받으면 기쁘면 웃고, 아프면 울고…. 의지의 개입 없이 그저 몸이 느낀 대로 반응합니다. 어린아이들의 모습을 보면 그것이 얼마나 순수한지 알 수 있습니다. 어떤 의도나 개입도 없습니다. 이런 상태를 유지할 수 있다면 그 자체로 아무런 장애가 없을 것입니다. 유지 크리슈나무르티가 생각을 멈추고 감정에 간섭하지 말라고 하는 것이 바로 이것을 말하는 것입니다.

 여덟 번째, 애(愛)는 자극과 반응이 반복되면서 좋은 느낌(쾌감)은 지속시키려 하고, 싫은 느낌(불쾌감)은 단절시키려 하게 됩니다. 이렇듯 감각에 수동적으로 반응만 하는 것이 아니라, 그것을 판단한 다음, 적극적으로 수용 혹은 배제하려 합니다. 의지가 반영된 이런 적극적인 반응을 바로 갈애 또는 욕망이라고 부릅니다.

 이 단계에 접어들면 자극과 반응의 순수 메커니즘은 힘을 잃어버리고, 마치 불꽃이 장작을 먹어 치우듯이 점점 더 외부의 자극에 탐닉하게 됩니다. 외적 자극에 대한 반응이 이처럼 너무도 강렬하고 위험하기에 티벳의 윤회도에서는 이를 마치 '눈에 화살이 박힌 형국'으로 묘사하는 것입니다.

 아홉 번째, 취(取)는 갈애와 욕망이 지속되면 집착으로 굳어지고, 특정한 패턴과 습성을 형성하게 됩니다. 각자는 이 특성에 따라 대상을 선별하고,

인식의 영역을 결정해 나갑니다. 즉 한 인간의
퍼스낼리티와 자신만의 의지가 굳건하게 형성되
기 시작합니다.

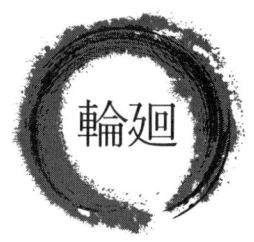

여기까지가 몸(色)을 받은 이후 자극-육입-느
낌-욕망을 거쳐 집착(取)이 일어나면서 마음과
의지(名)가 생겨나는 "지금/현생"의 과정에 관한 것입니다. 명색(名色)의
틀이 갖추어졌으니 이제 그 틀 속에 존재의식을 부여하는 과정이 뒤따르
게 됩니다.

열 번째, 유(有)는 촉-수-애-취를 거쳐 형성된 이 마음과 의지의 행위
주체로서 이제 '나'가 있다는 '자아'에 대한 존재 의식이 굳건하게 자리를
잡습니다. 행위의 주체가 생겨났으니 이제부터 신구의(身口義)로 행하는
모든 것이 업을 짓게 됩니다.

열한 번째, 생(生)에서 '자아'의 욕망과 집착에 현혹된 나는 지은 업으로
인해 근원(佛性)을 잊어버리고 무명(無明)의 상태로 다시 태어남을 초래합
니다.

열두 번째, 노사(老死)는 한번 태어난 생명은 사는 동안 슬픔, 고통, 절
망의 괴로움에서 벗어나지 못한 채 늙고 병들고 죽음을 맞이하게 됩니다.

'나'라는 존재가 생겨났으니 '나'가 지은 업으로 인해 태어나고 소멸하는
"미래/내생"의 연결이 생겨납니다. 이와 같이 윤회는 인간이 '자아'의 존재
를 만들어 낸 이상 피할 수 없는 운명이 된 것입니다.

이렇듯 하나의 생명이 수태되어 몸을 받고, 태아와 유아기를 거쳐 하나
의 인격체로 자라고 늙고 죽어가는 성장 과정과 대비해서 생각해보면 12
연기의 가르침이 얼마나 과학적인 분석인지 이해가 되실 것입니다.

한 가지 유의하여야 할 사항은, 연기의 재생연결식을 윤회하는 특정한 객체로 보는 것은 상견이 되어 버리므로 붓다의 가르침에 맞지 않습니다.

영혼, 아트만 무엇으로 불리든 인격화된 특정한 식(객체)이 있어서 그 항상한 객체가 이 생 저 생을 윤회한다고 보게 되면 윤회로부터 벗어남이 불가능해지는 모순에 빠집니다. 따라서 윤회 시 내생의 연결을 만들어내는 식(識)은 항상한 객체가 아니라 수많은 과거에서 짓고 축적된 업 중에서 ① 무거운 업, ② 죽음 직전의 업, ③ 습관적인 업, ④ 이미 지은 업 등의 순으로 영향을 미치게 되는 것을 의미합니다.

저는 이것을 '가장 지배적인 업'에 의해 이끌림을 받는다는 표현을 사용했습니다. 개인의 업장에 따라 임종 시 어떤 것이 가장 지배적인 영향을 미칠 것인지는 알 수가 없기 때문입니다.

윤회하는 주체를 대체 어떻게 보아야 할 것인지에 대해서는 이야기가 길어지므로 다음 글에서 살펴보도록 하겠습니다.

이와 같이 12연기는, 욕망에서 집착을 통해 자아가 형성되어 카르마(업)를 짓고, 그 업으로 인해 삶과 죽음이 반복되는 삼사라(윤회)의 늪에 빠져드는 과정을 '상호의존적 인과법칙'으로 잘 설명해주고 있습니다. 한 마디로 '집착하는 마음'이 윤회를 만들어 내는 것입니다.

하여 '무아'에 대한 깨달음을 통해 '자아의 소멸'을 이루고 '업 짓기'를 멈추지 않는 한, 윤회는 벗어날 수가 없습니다.

제38화
무엇이 윤회하는가?

이번 글에서 다룰 내용은 '윤회의 주체'에 관한 것입니다. 워낙 민감하고 논란이 많은 주제인 만큼 제 목소리보다는 경전과 스승들의 가르침에 기대어 이야기를 풀어볼까 합니다.

윤회하는 주체에 관하여, 《미란다 왕의 설법》에 나오는 나가세나(Nagasena) 성자와 미린다 왕(King Milinda) 간에 이루어진 유명한 대화[39]가 널리 알려져 있습니다.

왕이 나가세나에게 묻습니다.

> "누군가 다시 태어나면, 그는 죽었던 이와 같은 사람인가, 아니면 다른 사람인가?"

나가세나는 이렇게 대답합니다.

---

39. 소갈 린포체님의 《The Tibetan Book of Living & Dying》 Chapter 6에서 일부분 발췌 인용함

"그는 같지도, 다르지도 않습니다. 환생과 윤회도 꼭 그와 같습니다. 하나의 현상이 일어나는 동시에 또 멈춤이 일어납니다. 그러므로 새로운 존재에서 처음 일어나는 의식은 이전 존재에서 마지막으로 일어났던 것과 같지 않으며, 또한 다르지도 않은 것입니다."

대부분의 사람들은 '환생 또는 윤회'라는 단어를 접할 때면 객체로서 존재하는 '그 무엇'인가가 이번 생에서 다음 생으로 여행을 하듯이 옮겨 다니는 것이라고 받아들이곤 합니다. 하지만 불교에서는 영혼이나 자아와 같이 독립적이고 변하지 않는 주체가 육신이 죽은 뒤에도 살아남아 다시 생을 받는 것으로 믿지 않습니다. 그러면 대체 무엇이 윤회하고 환생하는 것일까요?

윤회를 바라볼 때 가장 흔히 생겨나는 오해는 '내가 다시 태어난다'는 생각입니다. 즉 '나'라는 '자아'가 있다는 믿음, 그 '자아'가 주체가 되어 이생과 내생을 옮겨간다는 생각입니다. 하지만 그런 오해로부터 단견과 상견이 나누어지면서 윤회의 의미를 왜곡시켜 버립니다. 하지만 불교에서는 '나'라는 실체가 없다는 '무아'를 가르칩니다.

그러다 보니 혹자는 '무아'를 말하면서 한편으로는 '윤회'를 말하니 그 주체가 없는 윤회가 어떻게 성립될 수 있는지, 서로 상충하는 논리라는 주장을 펴기도 합니다. 다소 혼란스러울 수밖에 없습니다.

이렇게 뒤집어 보면 어떨까요? 나가 있어서 윤회하는 것이 아니라 의식의 거대한 흐름이 여러 생에 걸쳐 흘러가다가 이번 생에서 지금의 육신을 만나 연기의 과정을 겪으면서 '나'라는 표층적 의식을 잠시 만들어내고 또 소멸하는 것이라고 말입니다. 그렇게 보면 이번 생에서 '나'라고 알고 있던 것이 실체가 아니라 내밀한 의식이 표층으로 잠시 모습을 드러낸 것에 불과한 것임을 알 수 있습니다.

여기서 하나 더 제기되는 궁금증은 환생에 관한 것입니다.

특정 개체가 윤회하는 것이 아니라면 '개체성이 이어지는 환생은 어찌 보아야 하는가?'라는 의문이 생깁니다.

티벳에서 '린포체'라 불리는 환생자 전통은 까규파의 밀교적 전통에서 시작되어 지금에 이어지고 있는데, 사실 환생자는 어감이 주는 느낌과 달리 이전 생의 존재와 동일한 개체가 아닙니다. 그럼에도 티벳에서 린포체를 전생에 수승한 스승과 동일시하여 모시는 것은 아래와 같은 전제와 과정이 자리 잡고 있습니다.

전생에 높은 수행 성취를 이룬 존재가 새로운 명색(몸과 마음)을 받고도 이전 생의 기억이 되살아 났다면, 이는 전생에 완수하지 못한 것을 이어가고자 하는 간절한 서원의 결과이며, 전생의 기억과 함께 전생에 이룬 성취의 자질 또한 고스란히 지니고 태어 났다고 보는 것입니다.

하여 티벳에서는 린포체 확인에 까다로운 검증 절차를 거칠 뿐만 아니라, 십수 년간에 걸친 엄격한 교육과 수련을 통하여 진정한 린포체로 성장하여 수행 법맥을 이어갈 수 있도록 하는 것입니다. 그렇기에 설사 전생을 기억하더라도 적절한 교육과 수련의 뒷받침이 없다면 그저 평범한 범부로 살게 되는 것입니다.

즉 다른 명색을 지닌 존재로 태어났지만 전생의 기억과 자질을 물려받은 존재이기에 그 법맥이 이어지도록 하려는 것이 환생자 제도의 취지이지, 동일한 개체가 다시 태어났다고 무조건 떠받드는 것이 아님을 분명히 이해하여야 합니다.

이렇듯 여러 삶들 간의 지속성을 만들어내는 것은 어떤 주체에 의해서가 아니라, 의식의 지극하고 가장 오묘한 어떤 수준이 지속적으로 작용한 결과인 것입니다. 그 흐름이 이번 생에서는 이런 명색으로 나타났다가 업을 짓고, 그 업의 영향으로 다음 생에서 또 다른 명색으로 나타납니다. 그렇게 업을 짓고 또 정화하면서 끊임없이 진화 혹은 퇴보의 길을 걸어가는 것입니다. 하여 윤회의 길에서 만나는 '나' 혹은 '나라는 착각'은 연속적인 일련의 의식의 흐름이 이번 생에 모습을 드러낸 일부분일 뿐인 것입니다.

그렇기에 윤회하는 주체는 이전의 '나'와 같기도 하면서 또 다르기도 한 존재라고 일컬어지는 것입니다. 하여 저는 윤회를 '여러 생을 거쳐 다양한 모습으로 구현되는 연속적인 (내밀한) 의식의 흐름'이라 표현하고 싶습니다.

즉 내가 있어서 그 영혼이 살아남아 다음 생으로 이어지는 것이 아니라 연속적으로 이어지는 의식의 흐름 속에서 이번 생에는 이 몸과 마음을 잠시 받은 것이며, 이 육신이 다하고 갚아야 할 업이 남아 있다면, 다음 생에 또 다른 모습으로 나타나는 것이라고 말입니다.

윤회와 환생의 본질을 가장 명쾌하게 묘사한 달라이라마 존자의 설명으로 갈음합니다.

> 일련의 윤회나 환생 속에 나타나는 존재는 진주 목걸이의 진주가 아니라 모든 진주를 관통하여 꿰뚫고 있는 목걸이의 줄과도 같다.

제5장

물질과 마음의 통합

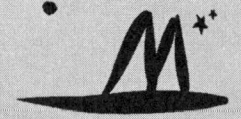

제39화
양자역학이 본 세상은 거대한 환영?

우리는 눈에 보이는 자신과 이 세상을 견고한 물질적 실체로 인식하며, 그것들이 지닌 자연의 법칙을 이해하려고 노력해왔습니다. 그것이 지금까지 알고 있던 근대 물리학의 세계관이었습니다. 하지만 현대 물리학에서 기존의 가정들에 대한 많은 의문이 제기되고 이를 증명하기 위한 수많은 과학적 실험들이 진행되면서 새로운 사실들이 밝혀지고 있습니다.

마이크로 물질의 성질이나 운동을 연구하는 양자 역학의 관점으로 모든 물질을 들여다보면, 인간이 관찰이라는 행위를 하기 전까지는 '입자'인지 '파동'인지가 결정되지 않는다는 것이 실험으로 밝혀졌습니다.

즉 '관측하는 순간 양자의 장과 에너지가 입자가 되어 존재하는 것처럼' 인식된다는 것입니다. 이런 관점에서 보면 우리가 인지하는 현실은 존재하지 않는 환영(illusion)일 뿐이라는 의미가 됩니다. 즉 양자 역학의 발

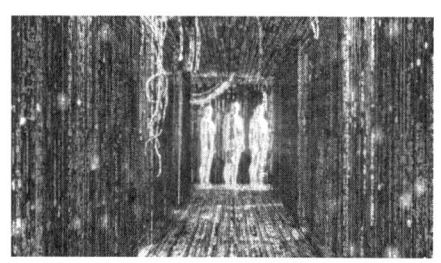

견에 따르면 이 세상은 우리 인간이 '인식하는 형태로 존재한다'는 과학적 정의가 성립됩니다.

모든 것을 입자의 성질로 설명하려는 소립자론의 관점에서 보면, 인간의 몸은 생물학자에게는 세포의 집합체이고, 화학자에게는 DNA의 조합이니, 세포와 DNA를 구성하는 분자의 결합체라는 개념으로 정리가 됩니다. 분자는 원자로 나누어지고, 원자는 더 작은 소립자로 구성되어 있으니, 인간과 우주 만물은 모두 소립자의 집합이라는 사실에 도달하게 됩니다.

소립자 물리학에서 밝혀진 충격적인 과학적 사실은, '소립자는 계속 존재하지 않는다'는 것입니다. 소립자는 항상적으로 존재하는 것이 아니라 지속적으로 생(生)과 멸(滅)을 반복한다는 것입니다. 결국, 우리가 존재한다고 믿는 우리 자신이나 이 우주 만물도 소립자의 관점에서 본다면, 있었다가도 없어지고 또다시 나타나는 생멸의 반복에 불과하다는 것입니다.

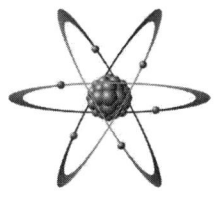

우리는 흔히 '존재하기 때문에 인식한다'는 명제를 당연시 여겨 왔습니다. 하지만 양자 역학과 소립자론에 의하면 이 세상은 우리 인간이 '인식하는 형태로 존재하며, 끊임없이 생멸한다'는 과학적 정의에 도달하게 됩니다.

이게 무슨 의미인가 하면? 이론적으로 우리가 아는 현실이라는 것은 인간이 인식하기 전까지는 존재하지 않아야 합니다. 즉 우리 자신도, 우리가 살고 있는 지구와 우주도, 우리가 관측하기 전까지는 존재하지 않으며, 끊임없이 나타났다가 사라짐을 반복하는 환각과 착시에 불과하여야 합니다.

하지만 미시의 세계에서는 양자역학이 분명하게 드러나지만, 우리의 오감으로 인지하는 거시적 경험의 세상에서는 양자역학의 본질적 속성이 모습을 드러내지 않고, 뉴턴과 아인슈타인의 역학이 피부에 와 닿습니다.

아인슈타인은 광전효과 조사를 통해 빛은 파동과 함께 입자의 성질도 동시에 가지고 있다는 사실을 밝혀내어 양자역학의 토대를 세운 장본인 중 한 명입니다. 하지만 확실성 대신 불확정성이, 인과율 대신 확률이, 그리고 객관성 대신 관측 여부에 따라서 달라지는, 우연과 확률에 의존하는 양자역학의 세계관이 우리의 상식과는 너무도 달랐기에 그 세계관을 끝까지 불신하였습니다.

이에 아인슈타인은 "달도 보지 않으면 존재하지 않는가?" 그리고 "신은 주사위 놀이를 하지 않는다"와 같은 양자역학의 세계관에 반대하는 말을 남기며 불편한 심경을 토로하였습니다. 그러나 현대과학은 결국은 양자역학의 손을 들어주고 있습니다.

그렇다면 서로 다른 양자역학의 미시 세상과 뉴턴, 아인슈타인의 역학이 적용되는 거시 세상을 구분 짓는 경계는 대체 어디쯤일까요?

우리가 양자역학의 불확정성(이중성)을 이야기할 때 사용하는 '관측'이란 행위는, 단지 실험 대상을 관찰하는 행위만을 뜻하는 것이 아니라, 공기든 빛이든 다른 그 무엇인가가 그 관찰 대상에 간섭을 일으키는 모든 행위나 작용을 의미합니다.

이 말은 어떤 파동도 간섭이 완전히 배제된 완벽한 진공 상태에 있지 않는 한, 간섭에서 자유로울 수 없음을 의미합니다. 즉 우리가 근원이라 믿는 에너지와 파동은 온 우주에 가득한 온갖 요인들에 의해 늘 상호작용과 간섭을 주고 받으며 입자화될 수밖에 없는 상황에 놓여 있다는 것이지요.

게다가 아주 미세한 양자의 세계에서는 분명히 드러나는 파동이기도 하고 입자이기도 한 이러한 이중적 속성이 커다란 거시의 세상에서는 사라져

버린다는 사실입니다.

 그래서 양자의 크기(질량)를 계속 키워 나가며 실험을 해보니, 일정한 질량 이상이 되면 양자의 불완전성이 사라지고 중력의 법칙만이 적용되는 견고한 물질로 자리 잡는 어떤 변곡점이 존재한다는 사실을 발견하기에 이릅니다. 그 변곡점이 이 물질세상을 존재하게 만드는 그 무엇(?)이라 믿어지지만, 대체 어떻게 왜 그러한 변곡(變曲)이 발생하는지는 여전히 미지의 영역입니다.

 하여 거시의 세상은 뉴턴의 역학, 빛과 같이 빠르게 움직이는 것은 아인슈타인의 상대성 이론, 미시의 세상은 양자역학으로 설명이 되는 불완전한 물리학의 체계가 병존하게 된 것이며, 이 모든 것을 아우르는 '통일장 이론[40]'은 아직 나오지 않고 있습니다.

 미시의 세상에서는 소립자들이 시공간의 제약 없이 여기저기에 나타나고 사라짐을 반복하는 퀀텀 점프(Quantum Jump)를 수시로 일으킵니다. 전자와 원자핵 간의 중력도 거시 세상과는 다르게 작용하고, 시공간의 개념도 의미가 거의 없어집니다. 게다가 양자는 어떤 때는 입자로 존재하고, 어떤 때는 파동(에너지)으로 존재하기도 합니다. 그런 속성들을 지닌 양자의 조합으로 구성된 거시 세상은 중력과 시공간의 제약 속에 움직입니다.

 중력이 지배하는 세상 속에서도 레이저, 광통신, 반도체, 휴대폰 등 오늘날 우리가 혜택을 누리고 있는 거의 대부분의 과학 기술들은 모두 양자역학의 산물입니다. 이렇듯 양자역학에 둘러싸여 살고 있음에도 눈에 보이는 중력의 법칙은 쉽게 받아들이지만, 눈에 보이지 않는 양자역학의 세계관은

---

40. 자연계의 4가지 힘인 중력, 전자기력, 약한 상호작용(약력) 그리고 강한 상호작용(강력)을 통합하려고 시도하는 물리학의 대표적 접근 방식

여전히 쉽게 받아들이지 못합니다. 눈에 보이지 않기에, 이해하지 못하기에, 믿지 못하는 우를 범하고 있는 것입니다.

이런 불확실한 인식의 토대 위에 세워진, 분명한 인과성이 적용된다고 믿어지는 매크로의 세상. 한편의 홀로그램이나 허상에 불과한 것일까요? 아니면 보이는 것만큼 견고한 것일까요?

제40화
물질과 마음의 통합

　육체와 영혼, 물질과 에너지 두 실체의 합일점은 어디일까요? 과학은 지금까지 이 세상과 우주를 지배하는 4가지 힘의 근원을 발견하였습니다.
　중력 G + 전자기력 EM + 강력 S + 양력 W
　우리가 보고 느끼고 체험하는 거시의 세상은 중력G과 상대성 이론이 지배하는 세상이며, 만물의 최소 단위까지 쪼개어 들어가서 발견한 미시의 세상은 전자기력EM과 강력S과 양력W이 작용하는 양자역학의 세상입니다.
　하지만 이 4가지 힘을 하나의 원리로 통합하여 설명할 수 있는 소위 '통일장 이론'은 아직 출현하지 못하고 있습니다.

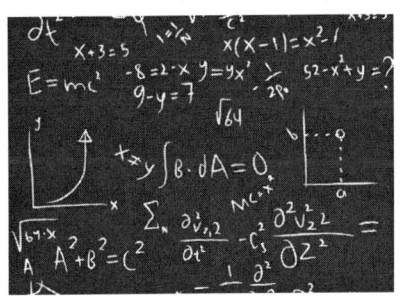

물론 '끈 이론'이 출현하여 통합의 가능성을 열었지만, 수학적 이론의 근거만 제공할 뿐, 검증에는 이르지 못하고 있습니다. 이는 우리가 인지하는 3차원 세상이 아닌 11차원에 달하는 다차원 가설을

전제로 할 때만 성립이 되는 이론이기 때문입니다.

눈에 보이지 않는 다차원과 양자의 세상을 물질적 실험으로 증명하기란 지극히 어려운 과제입니다. 하지만 실험과 검증이 이루어지지 않으면, 어떤 이론도 과학이 아닌 철학의 영역에 머물 수밖에 없습니다.

그 경계를 넘어서기 위해, 미국과 유럽의 양자역학 연구소들이 수천억의 자금을 투입하며 그 실체를 밝히기 위한 노력을 지속하고 있지만, 아직은 힘에 겨운 형국입니다.

거시의 세상을 지배하는 중력과 미시의 세상을 지배하는 세 가지 힘이 통합되지 못하면 대체 무엇이 문제일까요?

물질의 세상과 영혼의 세상을 하나의 틀로 설명할 수가 없다는 말이 되기 때문입니다. 즉 현실의 물질 세상에서는 통용되는 중력과 시공간의 법칙이 양자의 미시 세상에서는 전혀 통하지 않으며, 반대로 양자 세상의 법칙이 물질의 거시 세상에서는 적용되지 않는 모순에 봉착하는 것입니다. 과학의 입장에서는 이 세상의 근원과 원리를 하나의 이론으로 설명할 수 없으니 어찌 혼란스럽지 않겠습니까?

과연 물질과 에너지, 육체와 영혼, 거시와 미시의 세상이 서로를 보완적으로 설명하는 통합된 세계관이 나올 수 있을까요?

물론 영성의 세계에서는 수행과 영적 체험을 통해 여기에 대한 많은 답들을 내놓고 있습니다. 지금이라도 당장 눈을 감고 고요히 명상 속으로 들어선다면, 언제라도 그 근원에 닿을 수 있고 그 광대한 에너지를 느낄 수 있습니다. 그러나 명상과 내적 체험을 통해서만 인지할 수 있는 광대무변한 자유의 세상을 과학적 잣대로 검증하기란 극히 어려울 수밖에 없습니다.

게다가 명상의 평온함과 지복에서 벗어나 다시 육신의 세상으로 돌아오면, 아무것도 바뀐 것 없습니다. 여전히 중력과 시공간의 제약을 벗어나지 못한 채 삐거덕거리며 돌아가고 있는 냉엄한 거시의 세상을 다시 직면해야 합니다. 마치 과학에서 양자의 법칙이 중력을 세상을 설명하지 못하는 것처럼.

이 현실을 어떻게 받아들이고 이해하여야 하는 것일까요?

제41화
우리가 사는 세상은 분별망상?

　진아(참자아) 수행을 하시는 분들, 혹은 양자 역학이나 홀로그램 우주론 등을 공부하시는 분들 중에 실체와 실재감의 차이를 분별망상의 결과물로 해석하시는 분들이 많은 것 같습니다. 물론 제 개인도 라마나 마하르쉬의 진아(眞我) 가르침을 좋아하고, 양자 역학의 놀라운 발견을 수행과 연결해 보려는 작업에 관심이 많은 한 사람이기도 합니다.

　진아 탐구를 최상의 목표로 공부하시는 분들은 본시 아무것도 없지만 마음이 인지하고 느끼기에 나도 세상도 마음으로 인해 존재감이 생겨나는 것이니 객관적으로 존재하는 세상은 없고 다 분별망상(分別妄想)일 뿐이라고 정의를 내립니다. 일견 틀린 말은 아닙니다. 그러나 마음만 알면 모든 것을 깨달을 수 있고, 나 자신도 이 세상도 모두 허상일 뿐이고 오직 마음 그 자체밖에 없다는 것이니, 이런 관점에서 본다면 전생도 내생도 태어남도 죽음도 모두 관념의 산물일 뿐이라는 결론에 이르게 됩니다. 과연 그런 것인가요?

　과학 지식이 보편화되다 보니, 양자 역학의 과학적 발견을 근거로 이 세상은 환영이나 홀로그램에 불과하다는 파격적 주장을 펼치는 분들도 있습니다. 물질의 최소 단위인 양자는 관찰 여부에 따라 때론 입자로 때론 파동으로 있기도 하고 없기도 하기에 항상한 실체가 없다는 것은 밝혀진 사실입니다. 그렇다고 해서 이 견고한 세상을 지배하는 중력마저 사라진 것은 아닙니다. 그런 불안정한 양자들이 모여서 이 우주와 세상을 구성하고 존속될 수 있도록 질서를 부여해주는 것이 바로 중력입니다. 그 중력이 만들어 낸 거시의 물질세상에서 우리는 오늘도 살고 있습니다.

인식론의 한계와 불완전성을 이해하는 것은 깨달음으로 가는 필수 불가결한 과정입니다. 그렇다고 해서 "아무것도 의지할 것도 없다. 법이랄 것도 아니랄 것도 없다. 실체라고 할 만한 것이 아무것도 없다. 모두 분별망상일 뿐이다"라는 논리로 객관적 세상의 존재 자체를 부정하는 것은 왠지 가슴에 와 닿지 않습니다. 과연 마음공부만으로 이 모든 번뇌 망상이 사라지고 적멸에 이를 수 있는 것인가요?

물론 붓다께서도 "대상으로서의 명색(名色)은 독립적으로 존재하는 것이 아니라 식(識)을 통해 존재한다"[41]고 가르치셨습니다. 그러나 이는 대상이 없다는 것이 아니라 식(識)이 포함되지 않는 대상은 무의미하다는 뜻으로 하신 말씀입니다.

태어남과 죽음이 있기에 유한한 삶이 있고, 그 삶은 수많은 생을 통해 쌓아 온 업(業)의 기운을 통해 이 우주와 무수한 다른 존재와 알 수 없는 끈으로 깊숙이 서로 연결되어 있고, 그 연(緣)의 상호 작용은 거친 삶의 파고가 되어 쉴 새 없이 밀려옵니다. 그 제어할 수 없는 파고는 내가 어찌할 수

---

41. 대인연경(大因緣經)에 나오는 식연명색(識緣名色) 명색연식(名色緣識)은 식이 있을 때 명색이 있고 명색이 있을 때 식이 있다는 상호 조건을 설명

없는 것이기에 삶을 고통스럽고 힘들게 만드는 것입니다.

전생도 내생도 없고, 태어남과 죽음도 없고, 그 모든 것이 생각이 만들어낸 시공간의 허상이라고 치부해버리면, 우리는 왜 이 고달픈 생을 살아나가야 하고, 수행을 해야 하고, 그 삶의 무게에 짓눌려 고통받는 우리네 중생들의 고난과 시련에 가슴 아파하고 자비의 마음을 일으켜야 하는지 답을 얻을 수가 없게 됩니다.

다 부질없는 허상이니 눈을 질끈 감아 버리거나, 그냥 이번 한 생 잘 버티다 끝내면 그만이라는 단멸(斷滅)로 흐르거나, 다 마음의 허상이라고 치부하면서 현실 도피의 피안으로 숨어 버리면 되는 것입니다. 진아의 자각이 만능의 요술봉으로 변해버린 것만 같습니다.

마음에 대한 이해가 깨달음으로 가는 길에 반드시 지나가야 할 과정임은 분명합니다. 이를 지나쳐 버리고서 근원에 대한 이해를 구할 방법이 달리 없으니까요. 하지만 이는 나 자신과 이 세상을 이해하기 위한 출발점이긴 하지만 종착점이 될 수는 없습니다. 마음의 상대성과 불완전성 그리고 무아의 올바른 의미를 깨치는 것에서 한 걸음 더 나아가 꼭 이해하고 넘어가야 할 것은, 그러한 깨달음이 우리가 몸담고 살고 있는 이 물질의 현실 세상을 바꾸지 못한다는 냉혹한 현실입니다.

깨달음이 현실을 초월한 피안의 그 어떤 세상이 아니듯이, 깨달음이 마음 다스림만으로 도달할 수 있는 안식처일 수는 더더욱 없습니다.

그 어떠한 깨달음에도 불구하고 주어진 이 생을 살아나가야 한다는 것이며, 어떠한 깨달음도 이해는 줄 수 있지만 희망을 줄 수는 없다는 것을 분명히 알아야 합니다. 그렇기에 진정한 수행이 힘든 것이고, 궁극적으로 이 세상 모든 살아있는 존재에 대한 자비의 발심이 필요한 것입니다.

모든 것을 마음의 탓으로 돌리고 눈을 감으면 이 세상이나 자신이 연기처럼 사라져버리는 것이 결코 아닙니다. 깨달음을 얻은 사람도 이 세상을, 이 삶을 살아내야 하고, 매 순간 쉼 없이 날아와 꽂히는 수천 수백의 화살을 견디며 바른 견해를 붙들고 놓지 않아야 하기에 감히 '살아 낸다'는 처연한 표현을 하는 것입니다. (속세를 떠나 수행하신다면 조금은 다른 상황에 있을 수도 있겠습니다만,) 세상 한가운데서 살아가야 하는 재가 불자들에게 이는 너무도 엄연한 현실입니다.

태어남과 죽음은 (스스로 선택한) 결코 피할 수 없는 운명이고, 그 삶은 (업의 정화 없이는) 끊임없이 반복될 수밖에 없습니다. 한 생을 움직이는 동력인 업(業)은 마땅히 감내하고 정화시켜야 할 과보(果報)인 동시에 미래의 삶을 변화시킬 수 있는 창조의 에너지이기도 합니다. 그래서 우리는 조금씩 더 성숙해지는 영적 진화의 길에 들어설 것인지, 점점 더 깊은 윤회의 바닷속으로 가라앉을 것인지를 선택하는 삶을 매 순간 다시 맞이하게 되는 것입니다.

그것을 알아보는 안목을 갖추기 위해 우리는 이토록 힘겨운 수행을 하는 것입니다. 그렇기에 세상만사 모두 마음의 변주일 뿐입니다. 그러니 바로 지금 이 마음을 깨달아 단박에 모든 것이 허망한 것을 일시에 보아 모든 구속에서 풀려나면 그만이라는 관점은 참 부럽기도 하고 의아스럽기도 합니다.

그렇게 해서 세상 모든 고난과 번뇌가 지워질 일이면, 세상이 어찌 이 지경이 되었겠습니까?

그럼에도 불구하고 태어나고 살아나가야 하기에 번뇌 망상은 반복됩니다. 이는 마음의 작용에 대한 이해만으로 벗어날 수 있는 현상이나 법칙이 아닙니다. 존재라는 것이 자신이 지은 과보에 의해 생겨난 것이긴 하지만, 삶의 파고가 언제 어떻게 그 존재를 휩쓸고 어디로 가버리게 될지 도무지 알 수가 없기에 허망한 것이지, 생멸하는 존재 자체가 허망하고 무위(無爲)한 것은 결코 아닙니다. 인연 따라 모이고 흩어지고 또 변화하는 현실의 생멸 구조에 대한 본질적인 통찰 없이는 나에 대한 잘못된 인식으로부터, 이 세상에 대한 취착에서 비롯된 번뇌 망상으로부터 벗어날 수가 없는 것입니다.

분별망상은 나와 이 세상이 서로 다른 객체로 존재하지 않으며, 내가 받은 이번의 생이 나 자신의 의지만으로 좌우할 수 있는 것이 아니며, 나라고 믿는 존재가 그 주체가 될 수도 없다는 무아(無我)와 불이성(不二性)의 본질을 이해하기 위한 개념입니다. 나아가 그런 깨달음이 밑거름이 되어 일상에서 지혜와 자비가 조화를 이루는 현실의 삶을 구현하기 위한 것입니다. 결코, 살아내야 할 이 현실을 부정하기 위한 논리가 되어서는 안 됩니다.

세상은 그저 눈감아 버리면 없어지는 마음의 허상이 아닙니다. 살아내야 할 험난한 파고의 바다입니다. 하여 삶의 파고를 견디며 바르게 살아내는 법을 배워야 하는 것이고 그것이 곧 수행인 것입니다.

생각 하나만으로 단박에 이를 바꿀 수 있다면 정말로 정말로 좋겠습니다.

제42화
객관적 실체와 주관적 인식

　우리가 명상으로 마음속 깊숙한 내면을 들여다보면, 그 광대무변하고 변화무쌍한 모습에 흠칫 놀라다가, 한 걸음 더 깊숙이 들어서게 되면 순수한 에너지와 빛으로 가득 찬 텅 빈 공간을 만나게 됩니다. 그것은 마치 먼 우주를 망원경으로 들여다본 것과도 다르지 않으며, 우리 몸의 최소 단위까지 쪼개어 들어갔을 때 공간을 가득 채운 때로는 입자이고 때로는 파동인 아원자(亞元子)[42]의 모습과도 다르지 않을 것입니다.
　이렇듯 우리의 마음과 육신의 본질에 대한 탐구는 명상과 과학적 연구를 통해 직간접으로 어느 정도 이해가 가능합니다.
　하지만 명상에서 깨어나 현실로 돌아오면, 눈 앞에 펼쳐지는 세상은 명상에 들기 전과 조금도 달라진 것이 없습니다. 단지 그 세계를 바라보는 관점과 현상에 대한 이해는 좀 더 깊어졌을지 모르지만, 세상을 움직이는 욕망의 전차와 혼탁한 무질서의 좌충우돌은 이 시각에도 변함없이 폭주하

---

42. 원자를 구성하는 핵과 전자로 이루어진 최소 단위 입자

고 있습니다.

런던에서는 백주대낮에 칼부림이 벌어지고, 이라크 모술에서는 IS와의 피비린내 나는 전투가 계속됩니다. 멀리 갈 것도 없이 리모컨만 누르면 온갖 아비규환의 비극들이 늘 뉴스를 가득 채웁니다.

수행으로 관점을 돌려도 마찬가지입니다. 주변에 쿤달리니를 잘못 깨웠다가 정신적 육체적 후유증에 시달리는 분들의 이야기는 흔하디흔합니다. 인도의 한 수행자는 명상으로 각성을 이루고 육신과 마음의 경계를 뛰어넘은 이후로 정상적인 사고와 사회생활이 불가능해져 극심한 생활고에 시달렸다는 이야기는 뭐 새로울 것도 없습니다.

명상을 통해 얻은 이해와 냉혹한 현실 사이에서 우리는 다시 방향을 잃어버립니다. 수행이 깊어지면 언젠가는 속세를 등질 수밖에 없고, 누군가의 배려와 보살핌 없이는 생존이 어렵다는 것은 엄연한 현실입니다. 승려들이 왜 탁발을 하는지를 돌이켜보면 쉬이 짐작할 수 있습니다.

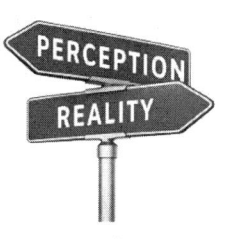

이렇듯 명상을 통해 얻은 이해와 현실의 괴리, 대체 이 현실을 어찌 보아야 하는지, "객관적 실체와 주관적 인식"의 차이 늘 그것이 문제입니다.

인식론적으로 현실의 세상이 성립하기 위해서는 세 가지 조건이 갖춰져야 하는데 그것은 '의지, 감각기관 그리고 대상'입니다.

쇼펜하우어(Schopenhauer)[43]는, 우리가 눈과 귀가 있어 보고 듣는 것이 아니라, 보고 들으려는 욕망이 눈과 귀를 만들었다고 주장합니다.

---

43. 독일의 철학자(1788~1860), 경험적 현상 세계는 주관의 여러 형식(시간, 공간 및 인과의 법칙)에 의존하는 단순한 표상에 불과하다는 사상을 설파

땅속 깊은 동굴이나 심해저에 살면서 눈이 퇴화되어 버린 동물들을 보면 꽤 그럴듯한 이야기입니다. 빛이 차단된 환경에서 아무것도 보이지 않는다면 보려는 욕망이 사라져버리고 결국 시각 기관 자체가 필요 없어 도태되어 버리는 것입니다. 즉 의지나 욕망이 없는 감각은 필요가 없어지는 것입니다. 쇼펜하우어의 말대로라면 이 세계는 의지의 산물이 되는 것입니다.

불교의 가르침에서는, 세계를 법(法)과 상(相)으로 나눠 설명하는데, 법(法)은 객관적 실체를 가리키고, 상(相)은 의지와 표상으로 드러나는 주관적 세계를 가리킵니다. 따라서 법(法)에 대한 올바른 이해를 가지고 상(相)의 본질을 바라보면, 우리 모두가 자아의 주관적 환상 속에서 그 편견에 기대어 살아가고 있음을 알아챌 수 있다는 것입니다. 즉 현실에서 우리 각자가 가진 것은 상(相)일 뿐, 법(法)이 아니라는 것입니다.

두 가지 관점 모두 이 세계는 주관적으로 '의미화'될 때 구체적인 형상을 드러내고 존재하게 되는 그 무엇으로 보고 있습니다. 주관적 의지에 의해 '의미화'된다는 것은 객관적이고 항상한 실체라는 것은 없다는 것을 의미합니다. 그렇다면, 항상하다고 할 만한 실체가 없다면, 우주 만물과 이 현실 세상은 모두 마음의 유희로 드러난 허상에 불과하며 실체라고 할 만한 것이 없다는 식으로 확대 해석되어도 무방한 것일까요?

진아 자각만을 최상으로 여기시는 분들은, 이 세상은 마음에서 일어난 여러 가지 모습에 불과하며, 내 마음의 유희로서 드러난 환상일 뿐이라는 주장을 펼칩니다. 이렇듯 모든 것이 잠시 모습을 드러냈다가 또 사라지는 것이니, 모든 태어남과 죽음, 심지어 윤회라는 것조차 마음에서 일어난 허상일 뿐이라는 그럴듯한 해석을 내놓습니다.

그러나 이 우주가, 이 세상이 항상하지 않다고 하는 것은, 끊임없이 상호

작용을 주고받으며 모이고 흩어지며 생멸을 반복하는 우주의 속성과 본질이 그러함을 말하는 것이지, 그 자체로 실체라고 할 만한 것이 없음을 뜻하는 것은 아닙니다. 그런 속성과 본질의 우주와 세상에서 오늘도 우리는 살아가고 있으니 말입니다.

마음(識) 외에 모든 대상(境)을 부정하는 유식사상(唯識思想)[44]에서는, 삼성론(唯識三性)을 통해 사물을 보는 세 가지 관점에 대해 이렇게 설명하고 있습니다.

모든 사물은 주관적 의지와 욕망으로 보기에 그것은 집착과 편견의 소산이므로 객관적일 수가 없다는 변계소집성(遍計所執性), 사물은 언제나 원인과 결과에 따라 생성소멸을 거듭하다 존재의 원인이 소멸되면 공(空)의 본질로 되돌아간다는 의타기성(依他起性), 사물의 본체는 본시 원만하게 모든 것을 성취시키는 진여(眞如)의 경지라는 원성실성(圓成實性)이 그것입니다.

하지만 이들 중 어느 하나만 가지고 현상을 바라본다면 현실은 왜곡될 수밖에 없습니다. 의지에 집착하면 모든 것을 마음의 유희로 돌리는 망상론에 빠질 수 있고, 인과에 집착하면 자업자득의 운명론으로 치우칠 수 있고, 진아에 집착하면 마음만이 전부라는 만능론에 젖어버릴 수도 있습니다.

이 세계는 보고자 하는 의지(욕망), 인지하는 감각(촉), 그 대상(물질적 객체) 세 가지가 함께 작용할 때 그 형상이 갖춰집니다.

즉 '주관적 의미화'라는 것도 그 '대상이 되는 물질적 객체가 존재'하기에 성립 가능한 것입니다. 그러니 이 세계는 모두 마음의 작용으로 잠시 일어

---

44. 우주의 궁극적 실체는 오직 마음뿐이며 외부의 대상은 단지 마음이 나타난 표상일 뿐이라고 보는 불교사상의 한 분파

났다가 사라지는 마음의 유희와 환상일 뿐이라는 주장은 올바른 견해가 될 수 없습니다.

따라서 이 세계와 사물에 대한 인식은, 객관성이 결여된 주관적 의지의 소산이며, 상호의존적 인연화합에 의해 생겨나고 또 소멸하지만, 본질적으로는 무한한 가능성의 에너지 그 자체라는 세 가지 속성을 종합적으로 고려하여 들여다보아야만 합니다.

존재하는 우주와 모든 실체의 본질적 속성이 그러하다는 법(法)에 대한 올바른 이해(正見)를 갖고 바라볼 때, 그 현상으로 펼쳐지는 이 세계와 그 안에서 벌어지는 인연 화합의 결과인 온갖 마음의 번뇌와 일상의 고통을 하나의 상(相)으로 받아들이고, 이해하고, 다스리고 '무아'의 깨달음을 향해 한 걸음 더 내딛는 영적인 진화의 길에 들어설 수 있는 것입니다.

지금 내 눈앞에 구현된 이 거대한 물질 세상은 주관과 인과와 중력의 법칙 아래 오늘도 모든 생명체의 고난과 아픔과 희생의 눈물을 자양분 삼아 진화를 거듭하고 있습니다.

그것이 우리의 현실이며 실체입니다. 세상은 눈 감으면 사라지는 마음속의 홀로그램이 아닙니다.

제43화
태양의 공전, 우주의 본질

좀 재미난 소재를 하나 공유 드릴까 합니다. 시작하기에 앞서 아주 심플하면서 의미심장한 표현 하나를 먼저 소개해 드립니다.

"Life is Vortex, not Rotation."

생명은 (평면적) 회전이 아니라 (입체적) 나선의 소용돌이. 제 방식으로 어역을 좀 덧붙이자면,

삶은 (단순) 반복이 아니라 (영적) 진화

지구가 자전하면서 태양의 주위를 돌고 있음은 잘 알고 있을 것입니다? 그러면 태양은 과연 어떨까요?

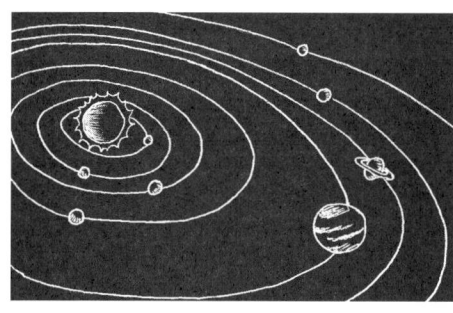

흔히 우리는 태양을 '항성'이라 부르는데, 항성은 본시 '핵융합으로 에너지를 발산하여 스스로 빛을 내는 별'이라 정의되는데, 영문 명칭이 Fixed Star이다 보니 '움

직이지 않는 별'이라는 어감으로 오해가 되고 있습니다. 해서 많은 분들이 태양은 은하수 가장자리에 고정된 채 자전(自轉)만 하고 어떤 대상을 일정 주기로 도는 공전(空轉)은 하지 않는 것으로 알고 있습니다. 하지만 이는 틀린 생각입니다.

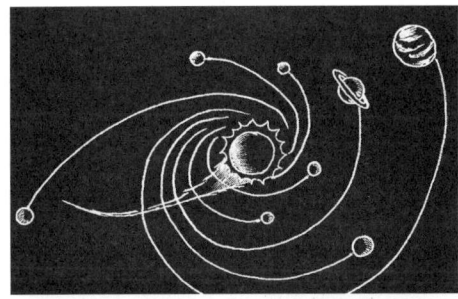

태양은 자전과 함께 은하수 외곽을 초속 217km 속도로 움직이며 2억 년 주기로 도는 공전도 하고 있습니다.

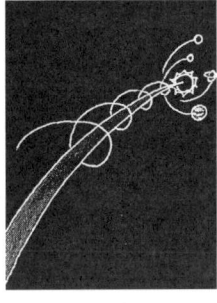
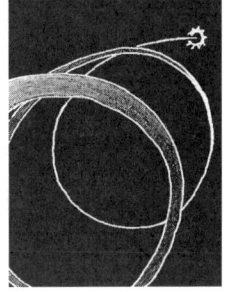

이 말은 태양이 가만히 서 있는 게 아니라 시속 781,200km라는 어마어마한 속도로 은하 외곽을 질주하고 있다는 말입니다. 그렇다면 지구를 포함하여 수성, 금성, 화성, 목성, 토성과 같이 태양의 주위를 돌고 있는 행성들은 대체 어떻게 움직이는 태양의 주위를 도는 걸까요?

그림으로 살펴보면, 요렇게 가만히 서 있는 태양 주위를 평면적으로 도는 게 아니라, 은하 외곽을 질주하며 공전하는 태양의 중력에 끌려가면서 그 주위를 나선형으로 소용돌이 치듯이 도는 모양새가 되는 것입니다.

멀리서 보자면 이런 모양새로 태양이 여러 행성들을 거느린 채 질주하고 있는 것입니다.

이를 조금 더 멀리서 펼쳐보면, 선형이 아니라 나선형으로 크게 회전하며 돌고 있음을 알 수 있습니다.

이게 대체 뭐가 중요하냐고요?

거시 측면에서 보면, 우리가 살고 있는 지구라는 행성은 태양의 주위를 돌고 있습니다. 태양은 다른 행성들을 거느린 채, 1,000억 개가 넘는 은하계 중 하나인 갤럭시 은하의 중심을 돌고, 은하는 그 자체로 나선형의 소용돌이를 일으키며 팽창을 거듭하고 있습니다.

행성, 항성, 성운, 은하… 무수한 개념의 조각들로만 알고 있던 이 거대한 우주가, 알고 보면 모두 퍼즐처럼 맞춰져 상호 작용하는 하나의 거대한 통일체로서 끊임없이 움직이고 있다는 것을 말씀드리려는 것입니다.

한마디로 말해서 이 거대한 우주는 단 한 순간도 가만히 있지 않는다는 것이죠.

미시 측면에서 보면, 이 거대한 태양계의 소용돌이와 같은 나선형 질주는 측량할 수 없는 먼 우주의 이야기가 아니라 바로 우리 자신과 일상의 모습입니다. 우리를 둘러싼 자연 현상과 그 안의 초목과 작은 생명체들에서도 나선형 구조를 어렵지 않게 발견할 수 있습니다.

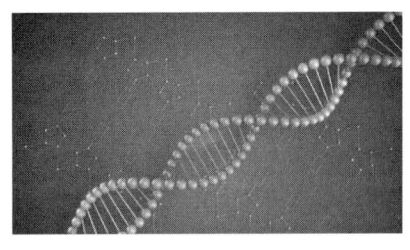

생명체의 유전 정보를 담고 있는 DNA의 나선형 분자구조는 행성을 거느리고 공전하는 태양계와 너무도 흡사합니다. 또한, 수슘나를 중심으로 이다와 핑갈라가 나선으로 운기하는 차크라의 움직임과도 같습니다. 이렇듯 우주를 움직이는 나선의 파동은 이 세상과 내 몸은 물론 우리의 마음을 움직이는 원리이기도 합니다.

나선의 움직임이 평면적, 선형적 움직임과 구별되는 차이점은,

첫째, 주종적 이분법적 작용이 아니라 상호 간에 영향을 주고받으며 커다란 전체를 구성하는 부분으로 작용한다는 것입니다.

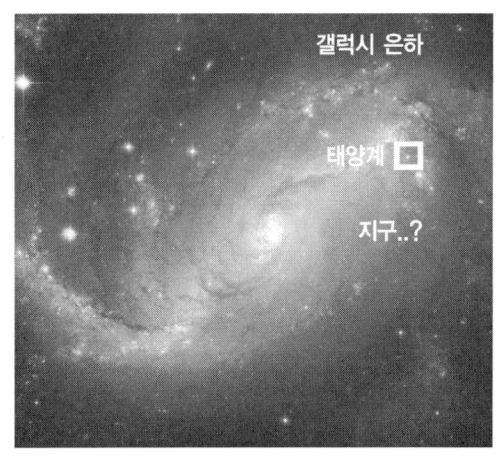

둘째, 동일한 패턴의 반복이 아니라 부분과 전체가 입체적 파동 속에 운동성과 방향이 예측할 수 없게 변화하고 있다는 것입니다.

우리가 속해 있는 갤럭시 은하 외곽에 티끌만 하게 보이는 것이 태양계의 모습입니다.

그 티끌만 한 태양계에 속한 작은 행성 중 한 곳,

지금도 초속 217km로 은하 외곽을 질주하는 태양을 초속 32.5km로 돌며 죽어라 쫓아가고 있는 지구라는 작은 행성 위에 우리는 살고 있습니다. 이런 인간에게 시간이든 공간이든 물질이든… 과연 변하지 않고 항상하다고 믿을 만한 것이 무엇이 있을까요?

그렇기에 스승들께서는 마음을 지나간 과거나 다가오지 않은 미래에 두지 말고 지금 이 순간에 머물게 하라고 가르치는 것입니다. 지금 눈 앞에 펼쳐지는 이 찰나의 순간을 제외하고는 확실하다고 할 만한 그 무엇도 없

기 때문입니다.

　이 글을 읽고 있는 이 순간에도 태양은 지구, 화성, 목성, 토성과 같은 새끼 행성들을 줄줄이 매달은 채 갤럭시 은하의 외곽을 시속 78만 킬로미터의 어마어마한 속도로 질주하고 있습니다.

제6장
이 세상도 저 세상도

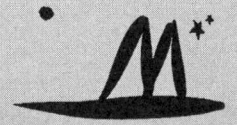

제44화
길을 잃고, 다시 명상으로

앉아서 마음만 붙들고 있다고 다 해결되는게 아니라 말씀 드렸습니다.

마음은 수행으로 아는 만큼만 보인다고. 해서 일상의 삶을 바꿔야 한다고. 삶을 바꾸지 못하는 수행은 의미가 없다고. 세상은 바뀌지 않으니 결국은 세상을 바라보는 내 자신의 의식을 바꾸는 수 밖에 없다고.

그런데 일상 속의 마음 챙김도 어느 순간이면 한계에 부딪힙니다. 수 많은 자극이 날아오면 오랜 세월 축적된 원습의 작용으로 생각이 부지불식간에 반응해버리니. 생각이 만든 온갖 번뇌에서 벗어나려면 욕망과 감정에 대한 통제가 필수적입니다. 감정과 욕망의 사라짐 없이는 번뇌의 강을 건널 수 조차 없기 때문이지요.

그러려면 그 실체를 탐색하는 지성적인 통찰이 필요하고 이는 마음 작용의 강화를 통해서만 가능합니다. 그래서 깨어있음과 명료한 알아차림(sati & sampajanna)이 필요한 것이고, 그것은 다름 아닌 명상으로 마음의 근육을 키우는 것입니다.

그런데 욕망과 감정을 넘어서기 위한 전통적인 명상법은 어떤 대상에 대해 명상하는 주체를 필요로 하기 때문에 주체와 대상이 나누어져 '나라는 생각이 정체성을 잃어 버리지 않습니다. 해서 명상이 진행되는 동안 '나'라는 생각이 소멸되지 않고 지속되는 모순이 생깁니다.

상대하기 힘든 욕망과 감정을 관찰하고 통제하기 위해서는, 치열한 내면의 전투를 계속 치뤄내야 하고, 마음의 지성적 통찰인 알아차림이 굳건하게 유지되어야 합니다. 그 과정에서 자아는 소멸되기 보다 오히려 더 견고하게 개체성을 얻게 됩니다. 알아차린 마음은 곧 의식의 지성적 통찰, 그 주체는 바로 자아이기 때문입니다. 감정과 욕망에 대한 확고한 통제를 얻는 대신, 그 행위 주체인 마음의 힘과 개체성은 더욱 강화되어 그 자체에 대한 통제가 힘들어지는 결과를 초래하는 것입니다.

번뇌의 강을 건너 감정과 욕망의 지배를 벗어나는 마음의 놀라운 능력을 체험한 분들 중 대부분이 그 자체를 이해하고 초월하려는 단계로 올라서지 못하고 그 힘을 사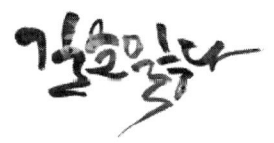
용하는 것에서 멈춰 버리는 것이 바로 이런 까닭입니다. 사실 여기에 이르렀다면 이미 대단한 경지에 이른 것입니다. 그러다 보니 그 상태의 지복에 도취하여 통찰의 주체로서 자신 혹은 자신의 깨달음에 견고하게 안주해 버립니다. 많은 한 소식 했다는 분들이 이렇게 생겨나는 것입니다.

주류 불교의 많은 수행자와 논사들도 별반 다르지 않습니다. 감정과 욕망으로부터 어느 정도 자유로워 진 상태에는 이르렀다면, 번뇌의 강을 건널 수 있도록 해 준 알아챙긴 마음 그 자체를 대상으로 삼는 수행에 들어서야 합니다. 하지만.. 마음 그 자체를 대상화 시킬 수 있는 수행자가 과연 몇이나 되겠습니까? 그래서 대부분 길을 잃어 버립니다.

무아와 무의식으로 체험해야 할 세계를 의식의 영역으로 이해하려니 점점 더 어려운 이론과 교학과 철학으로 빠져 버립니다. 중관(中觀) 유식(唯識) 공(空)... 듣기만 해도 머리에 쥐가 날 것만 같은 난해한 교학적 담론의 유희 속에서 헤매이게 됩니다.

이와 같이 감정과 욕망에서 비교적 자유로운 경지에 이른 사람들 중에도 마음 그 자체를 대상화 시킬 수 있는 사람은 극히 드뭅니다. 그렇다 보니 '불성이란 것이 과연 있기는 하느냐?' 하는 여래장 사상 논쟁으로 흘러 버립니다.

그러나 붓다의 가르침은 너무도 분명합니다.

단순히 번뇌의 강을 건너는 것이 아니라 그것을 가능케 해준 마음 그 자체도 벗어나는 것을 최종의 목표로 합니다. 마음은 모든 고통의 원인이기에 그 근원을 제거하지 않고서는 궁극의 니르바나, 즉 해탈을 넘어선 열반에 이를 수 없기 때문이지요.

당신이 번뇌의 강을 너머 건너편 기슭에 도달하였다면, 거기에 안주해서는 안됩니다. 강을 건너기 위해 필요했던 뗏목들, 종교와 수행과 모든 현학적 담론과 그것들에 기대던 마음조차 다 내려 놓아야 합니다. 그 무거운 것들을 이고

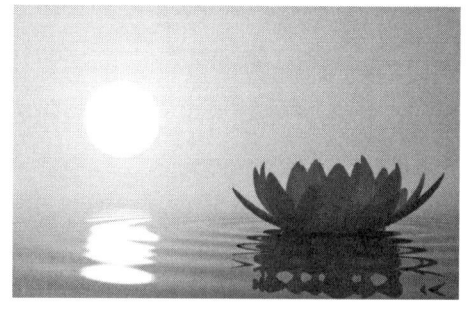

지고 피안의 언덕을 오를 수는 없습니다.

 하여 처음의 명상이 번뇌의 강을 건너기 위한 것이었다면, 그 다음 단계의 명상은, 번뇌를 벗어나게 해 준 그 마음조차 불 태워 버리기 위한 것이 되어야 합니다.
 한번 불 타 버린 곳에는 다시 불이 붙지 않듯이, 모든 번뇌의 매듭을 끊어 버리고, 무소의 뿔처럼 혼자서 가야 하는 것입니다.

제44화
물고기가 사는 불이성의 세상

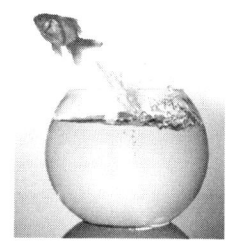

불교에서는 미혹한 중생이 마음의 근원인 불성을 깨닫지 못하는 것(迷不見性)을 흔히 물고기가 자신이 헤엄치는 물을 인식하지 못하는 것(魚不見水)[45]에 비유하곤 합니다. 물을 인식하기 위해서는 역설적으로 물 밖으로 나가 봐야만 자신을 둘러싸고 있던 물이라는 실체를 알게 됩니다. 우리가 우주 밖으로 내동댕이쳐지거나, 물에 빠졌을 때 비로소 공기의 존재를 깨닫게 되는 것과 마찬가지로 말입니다.

어떻게 하면 우리가 몸담은 이 경험적 세상의 홀로그래피에서 잠시라도 벗어나 볼 수 있을까요?

물 밖에서 물고기가 생명을 유지할 수 없듯이, 근원을 벗어난 생각은 있

---

45. 원각경(圓覺經)에 나오는 어불견수(魚不見水)라는 말은 중요한 것인데도 너무나 가깝기에 도리어 그것을 깨닫지 못함을 비유함

을 수가 없습니다. 또한, 물은 물고기가 마땅히 살아가는 터전이지 인식해야 할 대상이 아니기에 물고기가 인지할 수 없듯이, 보는 행위 속에는 관찰되는 대상만 있지 그 주체가 들어있지 않듯이, 생각 속에는 생각이 일어나는 대상만 있지 그 근원은 들어있지 않습니다. 즉 근원은 생각의 주체이지 그 대상이 아니기에 생각으로는 그 근원을 쫓을 수 없습니다.

그럼에도 생각 속에 주체가 있다, 생각하는 '나'가 있다는 무의식적 착각이 당신을 속박합니다.

당신이 지금 어떤 생각이 일어날 때, 생각 속에서 '나'라고 믿는 존재가 당신이 아니라, 생각 밖에서 '생각'을 일으키는 주체인 '근원'이 바로 당신인 것입니다. 달리 말하자면 '나'가 있어서 그 생각을 하는 것이 아니라, 생각이 저절로 일어나게 하는 근원이 바로 당신인 것입니다. 그래서 당신이 곧 근원입니다. 그래서 '무아'인 것입니다. (=無我)

우리 자신이 곧 근원이라는 불이성(不二性)의 관점에서 보면, 우리는 거시 세상으로부터 결코 벗어날 수가 없습니다. 만약 정말로 그 경계를 벗어난다면 어떤 일이 생기는 것일까요? 물고기가 물을 벗어나면 살 수 없듯이, 우리 육신도 생명을 부지할 수가 없게 됩니다.

물질 세상의 자연법칙을 벗어나게 되면, 이 세상을 유지하고 굴러가게 하던 중력과 시공간의 제약이 사라지거나 균형을 잃어버리게 되고, 우리의 내면에서 잠자던 에너지는 폭주하게 됩니다. 물질 세상의 자연법칙에 맞춰 진화해 온 우리의 몸뚱어리는 그 폭주를 견딜 수 없습니다. 많은 수행자들이 진정한 '깨달음과 해탈에 이른 사람은 죽음에 이를 수도 있다'고 경고하는 것이 바로 그런 수행의 위험성 때문입니다.

우리의 생명은 물에서 시작되었습니다. 물은 공기에서 시작되었고, 공기는 빛과 에너지로부터 왔습니다.

오랜 진화의 과정을 거치면서 인간은 생명의 근원인 물에서 점점 멀어져 육지로 나왔습니다. 그리고 본시 우리 자신이 물과 하나였음을, 근원인 공기와 빛과 에너지와 같은 뿌리를 가진 존재였음을 까맣게 잊어버리게 되었습니다. 근원을 잊어버리고 생각 속에서 관찰된 '나'를 주체인 자아(自我)로 착각한 채 '자아'의 생존본능과 욕구충족에 온 생을 허비하며 살아가는 존재가 되었습니다.

근원에서 멀어져 형성된 거시의 물질 세상은 인과의 법칙에서 기인한 온갖 번뇌와 고통이 홀로그래피처럼 펼쳐지는 세상이며, 그 속에서 시간은 더디게만 흐르고, 땅 위에 우리를 묶어 두는 중력은 너무도 분명하기에, 이 세상은 적어도 한동안은 존속될 것으로 믿어지는 견고한 실체가 된 것입니다. 그래서 우리는 근원을 잊어버린 채 '무명'이 된 것입니다. (=無明)

지금 주의를 호흡으로 돌려서 가만히 느껴 보면, 숨결이 파도처럼 밀려 들어왔다 나갑니다. 시공간의 경계가 사라지는 마음의 바다에서는, 생각이 물결처럼 일어났다가 다시 바닷속으로 돌아갑니다. 생각 속에서 어떤 대상이 구체화되어 입자의 모습으로 환영처럼 나타났다가 다시 에너지의 바다로 스며들어 파동이 되어 정처 없이 퍼져 나가다 흔적도 없이 사라짐을 반복합니다.

하지만 양자가 지배하는 미시의 세상 속에서는 우리가 태곳적부터 알고 있던 원시의 순수한 근원이 여전히 숨 쉬고 있습니다. 태초부터 지금에 이르기까지 조금도 변함없는 순수 에너지 그대로의 모습으로 잠들어 있습니다. 그 근원 에너지로부터 모든 생각이 스스로 생겨나고 사라짐을 반복합니다. 현실 속에서도 모든 물질적 존재가 태어나고, 쇠락하고, 소멸함을 반복합니다. 근원을 제외하고는 그 어떤 파생의 산물도 '항상'하다고 할 만한 실체가 아닙니다. 그래서 '무상'인 것입니다. (=無常)

우리는 본시 물입니다.

이전에도 지금 이 순간도 그리고 앞으로도 원래 물과 하나였으며, 단 한 번도 그것과 떨어져 본 적이 없습니다. 그렇지 않았다면, 물고기가 물을 떠나 살 수 없듯이, 근원을 벗어난 우리는 벌써 소멸하여 없어져 버렸을 것입니다. 물고기가 물을 찾듯이, 이제는 근원으로 돌아가는 일만 남았습니다.

당신은 물고기(생각)가 아니라, 물(근원)입니다. 물과 물고기는 본시 하나입니다. (=不二性)

공(空)을 깨달은 이는 달리 얻은 것도 없고 얻을 것도 없다는 것을 알기에 공(空)을 보지 못한다(悟不見空) 하였습니다. 이 경험적 세상의 홀로그래피에서 벗어나야 하는 것이 아니라, 본래무일물(本來無一物)[46]의 근원으로 돌아가야 하는 것입니다.

---

46. '본래 하나의 물건도 없다'라는 뜻으로, 아무것에도 얽매이고 집착하지 않는 청정한 마음 상태의 깨달음을 의미

제45화
건너편 기슭, 피안

붓다께서는 '영혼과 육체는 서로 같다'는 견해를 가져도, '영혼과 육체는 서로 다르다'는 견해를 가져도 둘 다 청정한 삶을 살 수 없다고 하셨습니다. 전자는 '단견(斷見)', 후자는 '상견(常見)'에 관한 것입니다.

다소 애매하게 들릴 수도 있는 이 내용을 명쾌하게 설명해주고 계신 각묵 스님의 해설을 옮겨 봅니다.

> '생명이 바로 몸이다'라는 견해는 생명이 끝나면 몸도 끝나고, 몸이 끝나면 생명도 끝난다고 집착하는 견해이다. 이 견해는 중생은 '죽고 나면' 단멸한다고 거머쥐기 때문에 단견, 단멸론이다. 그런데 형성된 것은 생겨나기도 하고 소멸하기도 한다는 것이 교법의 영역에서는 바른 견해이다. 그리고 성스런 도는 윤회를 끝장내는 것이다. 그런데 이러한 단멸론을 가진 자에게는 도를 닦음이 없이도 윤회가 소멸하기 때문에 도를 닦는 것이 아무 소용이 없게 되는 '모순'에 빠진다. 그래서 '청정범행을 닦지 못한다'고 말씀하신 것이다. (초불연 상윳따2권 254번 각주)

상견을 가진 이들 역시 청정한 삶을 살지 못하는 것에 대한 설명은 이렇습니다.

> '생명과 몸은 다르다'는 견해는 몸이 여기서 끝나더라도 생명은 그렇지 않다. 생명은 새장을 벗어난 새처럼 자유롭게 간다고 집착하는 것이다. 이 견해는 생명은 이 세상으로부터 저 세상으로 간다고 거머쥐기 때문에 상견이라 부른다. 그런데 이 성스런 도는 삼계윤회를 벗어나기 위한 것이다, 그러므로 이처럼 하나의 형성된 것이 항상하고 견고하고 영원하다고 한다면 이미 생겨난 윤회로부터 벗어남이란 불가능하기 때문에 도를 닦는 것이 아무 소용이 없게 되는 '모순'에 빠진다. 그래서 이런 견해를 가진 자도 '청정범행을 닦지 못한다'고 말씀하신 것이다. (초불연 상윳따2권 255번 각주)

그래서 수행자의 목표는 '윤회'를 끝장내는 '열반'에 모든 것을 걸어야만 하는 것입니다. 붓다께서 '이 세상도 저 세상도 다 버린다'고 하신 것처럼.

> 이 세상으로 되돌아올 원인들이 되는, 어떠한 번뇌도 생겨나지 않게 하는 수행승, 마치 뱀이 묵은 허물을 벗어 버리듯, 이 세상도 저 세상도 다 버린다. (불광출판사, 숫따니빠다, 뱀의 경)

붓다에 의하여 구원된 존재는 없습니다.

어찌 붓다에게 나는 존재하는 것들을 구원했다는 생각이 일어나겠습니까? 아무도 구원받을 필요가 없기에 구원받아야 할 존재도 없습니다. 자유는 본래 우리 안에 있는 마음의 본성입니다. 가르침에 의지하여 그것을 찾는 것은 오롯이 우리 자신의 몫입니다.

붓다는 저 너머 피안을 말하지 않습니다.
우리는 이 세상을 살아갑니다. 그런데 많은 종교와 성자들은 계속하여 피안의 저 세상을 이야기합니다. 그들이 말하는 저 세상은 이 세상의 업과 로 만들어진 연장선에 있는 또 다른 세상에 불과합니다. 붓다는 오직 이 세상에서 바르게 살아가는 법을 가르칩니다.

붓다는 종교와 수행을 뗏목과 같다고 말합니다.
모든 종교적 행위 그리고 명상, 요가, 탄트라와 같은 수행들은 건너편 기슭에 도달하기 위한 방편일 뿐입니다. 당신이 이미 번뇌의 매듭을 끊어버 렸다면 더 이상 그것들에 얽매여 짊어지고 다닐 필요가 없습니다.

붓다는 모든 것을 버리라고 말합니다.
일체가 무상하여 달리 얻을 것이 없으니[47] 진리가 아닌 것, 진리인 것, 모든 경험들과 대단하다고 여겨지는 심적 대상에 붙들린 모든 마음. 그리고 그것들을 경험하는 자까지 버리라고 말합니다. 붓다가 가르친 법에는 진실도 허망도 없으니 아무것도 남기지 말고 버려야 한다고 말합니다.

모든 것이 사라질 때, 물질과 마음, 몸과 영혼, 너와 나, 이 모든 것이 사라지고 마침내 모든 것이 사라졌다는 생각마저도 사라졌을 때, 비로소 건

---

47. 얻는 나도 없고 얻을 대상도 없다는 무상정등각(無上正等覺)을 깨닫는 것

너편 기슭에 도달한 것입니다.
 그대는 그물에 걸리지 않는 바람과 같이 이 세상에도, 저 세상에도 속함이 없는 자유로운 존재가 되는 것입니다.

제46화
희망이 아닌 이해를 줄 뿐

　사십 중반에 뒤늦게 불교와 마음공부를 시작하면서 많은 시행착오를 겪었습니다. 동북아의 대승불교는 너무 난해하고, 동남아의 남방불교는 너무 간결하고, 티벳의 밀교는 너무 오묘하여 대체 어디에 중심을 두고 수행해야 할지 혼란스러웠습니다.
　하여 주요 불교의 가르침은 물론 여러 구루들의 가르침을 두루두루 섭렵하면서 교학적인 기초를 다지고 틈틈이 명상을 병행하면서 수년의 세월을 보냈습니다. 머리로 익힌 가르침을 몸소 수행으로 확인하는 과정을 거치면서 지혜는 단박에 얻는 것이 아니라 쌓여가는 것임을 알게 되었습니다.

　명상과 수행에 들어서시는 분들 중에 해탈과 깨달음에 대해 대단한 뭔가를 기대하시는 분들도 있고, 호기심에 그 언저리라도 경험해보고 싶다는 집착으로 신통에 목을 매는 분들도 만나 보았습니다. 하지만 어떤 경우이든 집착을 놓지 못하고 옆길로 새 버린 명상과 수행에서 결과가 좋은 분들을 만나보지 못하였습니다. 게다가 상당수의 분들이 부작용으로 고통받는 사연도 접하였습니다. 참으로 안타까운 일입니다.

　신통이나 쿤달리니 각성에 매달리게 되는 이유는 대부분 이 척박한 현실을 벗어나고픈 간절한 마음에서일 것입니다. 이는 우리가 판타지나 SF 영화에 열광하면서 장밋빛 환상 속에서 위로를 찾는 것과 다르지 않습니다. 이렇게 말하면 혹자는 그렇다면 명상은 대체 뭐가 다르냐고 반문할지도 모르겠습니다. 명상을 한다는 사람들도 결국은 명상의 고요한 멈춤 속에서 평온을 찾고 현실을 벗어나려는 것은 마찬가지가 아니냐고 말입니다. 맞는 말입니다.

　시작한 동기는 다르지 않을 것입니다. 또한, 명상이 그저 마음속 평온에서 그친다면 현실 도피의 수단으로 신통이나 쿤달리니에 매달리는 것과 근본적으로 다를 게 없습니다.

　그렇기에 명상은 일상 속에 녹아들어야만 합니다. 명상에서 얻은 지혜를 가지고 우리의 삶을 변화시켜야 합니다. 그래야만 명상이 수행으로 한 걸음 더 나아가는 것이며 비로소 영적 진화의 길에 들어설 수 있는 것입니다.

　여러분들이 명상과 수행에서 무엇을 보고 느끼게 되든 그것은 결코 초월적인 능력도, 구원도 그 어떤 삶에 대한 희망도 주지 않을 것입니다. 지금 이 순간도 태양은 중력의 영향 아래 갤럭시 은하의 외곽을 아홉 개의 행성을 줄줄이 매단 채 초속 217km라는 어마어마한 속도로 질주하고 있으며, 지구는 그 태양을 죽어라 쫓아가며 주변을 맴돌고 있습니다. 그 무한 반복의 궤도 위에 코딱지만 한 공간에 겨우 발 디디고 서서 우리는 오늘도 지지고 볶으며 살아가고 있습니다.

　명상의 평온이나, 신통의 신묘함도, 쿤달리니의 에너지도 이 세상을 바꿀 수 없습니다. 오직 우리 자신이 바뀔 수 있을 뿐입니다. 명상이 줄 수 있는 깨달음은 정녕 이것뿐입니다.

진정한 깨달음은 결코 그 어떤 희망도 주지 않습니다. 단지 나 자신과 이 세상에 대한 이해를 줄 뿐입니다. 그래서 나는 아직도 명상이 어렵습니다.

"너 자신을 의지처로 삼고, 진리(法)를 너의 의지처로 삼아야 한다. 다른 것에 귀의하지 말라. 모든 것은 덧없다. 쉬지 말고 정진하라." (붓다의 마지막 유훈, 대열반경)

추천의 글

각운 법우 님은 십 년 전 재가불자로서 수행의 길에 들어섰습니다. 그동안 명상에 관해 공부하고 경험했던 것들을 엮어 한 권의 책으로 내놓았는데, 일종의 명상 지침서라 볼 수 있습니다. 모두 200여 쪽에 달하는 긴 글로서 출간을 앞두고 저에게 자문과 조언을 구해 왔는데 수행에 대하여 일천하고 아는 것이 별로 없습니다. 그럼에도 제 블로그의 글들이 초기불교의 교학적인 틀을 다지는 데 큰 도움이 되었다고 하니 부끄럽고 창피할 따름입니다.

각운 님의 글 '나는 아직도 명상이 어렵다'를 음미하며 읽어 보았습니다. 생생한 체험의 바탕 위에 작성된 글이기 때문에 시간을 두고 천천히 읽었습니다.

좋은 생각이 떠오르면 지나가다가도 스마트폰 메모에 기록해 둡니다. 책을 읽거나 인터넷을 검색하다가 좋은 문구가 발견되면 역시 컴퓨터 메모장에 기록해 둡니다. 나중에 글 쓸 때 도움이 되기 때문입니다. 저자의 명상 지침서에는 저의 메모장을 가득 채울 만큼 주옥같은 글로 넘쳐 납니다. 수행에 관련된 것뿐만 아니라 일상에서도 유용하게 적용될 수 있는 말도 많습니다.

그런 것 중의 하나가 "걱정을 해서 걱정이 없어지면 걱정이 없겠네"라는 표현입니다. 티벳의 속담이라 합니다. 사람들은 아직 오지 않은 미래의 일이나 이미 지나가 버린 과거의 일에 고민합니다. 이에 저자는 "지금 그 일이 일어났습니까?"라며 반문합니다. 일어나지 않은 일에 고민하는 것은 어리석다고 볼 수 있습니다. 현재에 집중하는 것만이 제대로 사는 것입니다. 그래서 저자는 "마음을 지나간 과거나 다가오지 않은 미래에 두지 말고, 지금 이 순간에 머물게 하세요"라고 합니다. 이 말은 불교경전에도 실려 있는 언제 들어도 마음을 맑고 차분하게 해주는 아름다운 게송(揭頌)입니다.

> 지나간 일을 슬퍼하지 않고, 오지 않은 일에 애태우지 않으며,
> 현재의 삶을 지켜나가면, 얼굴빛은 맑고 깨끗하리. (S1,10)

저자는 명상 수행의 바른길 안내에 상당한 지면을 할애하고 있습니다. 특히 잘못된 수행방법에 대한 지적과 유용한 해법에 관한 내용이 많이 포함되어 있습니다. 어떤 수행을 하더라도 정견(正見)을 갖지 않으면 삿된 길로 빠져서 고생을 하게 되니 가르침에 근거하여 수행해야 함을 말합니다. 그래서 줄곧 명상은 쉽고 편안해야 한다고 강조하고 있습니다. 그러면서 책의 제목은 아이러니하게도 '나는 아직도 명상이 어렵다'로 하고 있습니다. 그 해답은 책 속에서 찾아보시기 바랍니다.

글 내용 중에 힌두교 성자의 명구도 종종 등장합니다. 힌두교의 깨달음과 불교의 깨달음에는 공통되는 것도 있고 다른 것도 있습니다. 힌두교에서는 존재의 근원 또는 마음의 근원을 인정합니다. 이런 경향은 참나(진아)라 하여 선불교에서도 인정하는 경향이 있습니다. 하지만 마음의 근원이라 하여 아트만이나 진아를 인정하는 힌두교에서는 해탈(解脫)을 말할 수 있어도 열반(涅槃)을 말하지는 못합니다. 그것은 상주 불멸하는 존재의 근원

이 있다고 믿기 때문입니다. 그러나 부처님의 가르침에 따르면 어느 것도 항상한 것은 없다고 하였습니다. 그렇기에 오로지 부처님의 가르침에서만 열반이 있습니다. 열반은 연기(緣起)의 가르침으로밖에 설명되지 않습니다. 그래서 연기를 부처님 가르침의 핵심이라 하는 것입니다. 사성제도 십이연기도 모두 조건 발생과 소멸에 관한 연기의 가르침입니다.

세상에 수많은 견해가 있습니다. 설령 그것이 성현의 말씀이라 하더라도 부처님 가르침 입장에서 본다면 하나의 사견에 불과하며 그런 사견은 자아를 기반으로 한다는 사실입니다. 부처님은 자아의 감옥에서 빠져나오는 방법으로 무아(無我)의 가르침을 펼치셨습니다. 무아이기에 윤회에서 벗어날 수 있는 것입니다.

우리 모두는 자아의 감옥에 갇혀 있습니다. 그 감옥에서 벗어나는 것은 오직 부처님의 가르침뿐입니다. 이 책 속에서 그 길을 찾을 수 있기를 기원합니다.

2017년 9월 17일
진흙 속의 연꽃

작가의 말

이 책을 엮을 수 있게 영감을 주신 많은 구루들께 먼저 용서를 구합니다.

여기에 나열된 많은 개념과 방편과 가르침들은 모두 그분들에게서 나온 것입니다. 수많은 선지식들의 가르침에 기대어 제 개인의 수행 체험을 덧입혀 이 글을 엮은 것이니 저작권은 모두 그분들에게 있습니다.

그럼에도 이 글을 쓸 수밖에 없었던 변명을 남기자면,

저 자신이 공부하면서 겪었던 어려움과 혼란을 다른 분들은 겪지 않도록, 부담 없이 편안히 따라 하다 보면 자연스럽게 가르침을 이해하고 수행의 길에 들어설 수 있도록 안내해주는 좀 쉬운 명상 지침서를 만들고 싶었습니다. 명상에 대한 잘못된 기대와 환상의 덮개를 걷어내고 일상 속에 스며드는 삶의 한 부분으로 명상이 자리매김할 수 있기를 바랐습니다.

더불어 범람하는 명상 정보의 홍수 속에서 잘못된 수련법을 따르다가 부작용의 고통을 겪고 계신 분들에게는 안전하고 바른 명상법을 안내하여 조금이나마 도움이 되고 싶었습니다.

일천한 개인의 수행 경험이 보편적일 수 없다는 위험성에도 불구하고, 그나마 아직 큰 부작용을 겪지 않았고 나름의 실참수행(實參修行)을 통해 스스로 임상실험을 거쳤다는 사실에 안도하면서 이 글을 내놓습니다.

제가 선 지식의 가르침 덕분에 옆길로 새지 않고 바른 구도의 길을 걸어 올 수 있었던 것처럼, 이 수행사례가 작은 참고가 되어 구도의 길에 들어 선 분들이 각자에게 알맞은 수행 방편을 발견하고 자신의 것으로 만들 수 있기를 기원합니다.
구도의 길을 가고 있는 모든 수행자들, 수행의 문턱에서 망설이고 계시는 모든 명상가들께 이 책을 바칩니다.

2017년 12월 18일
각운(Empty Mind)